班组安全行丛书

# 应急救护知识

## （第二版）

### 刘 建 韩 晶 主编

U0321917

中国劳动社会保障出版社

**图书在版编目（CIP）数据**

应急救护知识/刘建，韩晶主编. —2 版. —北京：中国劳动社会
保障出版社，2017

（班组安全行丛书）

ISBN 978-7-5167-3076-8

Ⅰ.①应… Ⅱ.①刘…②韩… Ⅲ.①急救-基本知识 Ⅳ.①R459.7

中国版本图书馆 CIP 数据核字（2017）第 151452 号

**中国劳动社会保障出版社出版发行**

（北京市惠新东街 1 号 邮政编码：100029）

\*

三河市华骏印务包装有限公司印刷装订 新华书店经销

880 毫米×1230 毫米 32 开本 7.625 印张 172 千字

2017 年 7 月第 2 版 2023 年 6 月第14次印刷

定价：**18.00 元**

营销中心电话：400-606-6496

出版社网址：http://www.class.com.cn

# 内容简介

　　本书主要讲述现场应急救护的相关知识，内容包括：现场急救概述，现场急救基本技术，急性中毒的现场急救，化学烧伤的急救，五官、呼吸道、食道损伤的急救，紧急外伤的现场急救，自然灾害的应急防护与现场急救，其他现场急救，以及野外作业突发情况的急救 9 部分内容。

　　本书叙述简明扼要，内容通俗易懂。本书可作为班组安全生产教育培训的教材，也可供从事安全生产工作的有关人员参考、使用。

　　本书由刘建、韩晶主编，刘晴、梁天玺副主编，田珍、徐梦瑶、尹杰、李文博、王宝晴、高金鑫、王京京、闫晓丽、王汝昕参与编写。

# 前言

　　班组是企业最基本的生产组织，是实际完成各项生产工作的部门，始终处于安全生产的第一线。班组的安全生产状况，对于维持企业正常生产秩序，提高企业效益，确保职工安全健康和企业可持续发展具有重要意义。据统计，在企业的伤亡事故中，绝大多数属于责任事故，而这些责任事故90%以上又发生在班组。因此可以说，班组平安则企业平安；班组不安则企业难安。由此可见，班组的安全生产教育直接关系到企业整体的生产状况乃至企业发展的安危。

　　为适应各类企业班组安全生产教育培训的需要，中国劳动社会保障出版社特组织编写了"班组安全行丛书"。该丛书自出版以来，受到广大读者朋友的喜爱，成为他们学习安全生产知识、提高安全技能的得力工具。近年来，很多法律法规、技术标准、生产技术都有了较大变化，不少读者通过各种渠道进行意见反馈，强烈要求对这套丛书进行改版。为了满足广大读者的愿望，我社决定对该丛书进行改版。改版后的丛书包括以下品种：

　　《安全生产基础知识（第二版）》《职业卫生知识（第二版）》《应急救护知识（第二版）》《个人防护知识（第二版）》《劳动权益与工伤保险知识（第三版）》《消防安全知识（第三版）》《电气安全知识（第二版）》《焊接安全知识（第二版）》《登高作业安全知识》《带电作业安全知识》《有限空间作业安全知识》《接尘作业安全知识》，共计12

分册。

该丛书主要有以下特点：一是具有权威性。丛书作者均为全国各行业长期从事安全生产、劳动保护工作的专家，既熟悉安全管理和技术，又了解企业生产一线的情况，因此，所写的内容准确、实用。二是针对性强。丛书在介绍安全生产基础知识的同时，以作业方向为模块进行分类，每分册只讲述与本作业方向相关的知识，因而内容更加具体，更有针对性，班组在不同时期可以选择不同作业方向的分册进行学习，或者，在同一时期选择不同分册进行组合形成一套适合作业班组使用的学习教材。三是通俗易懂。丛书以问答的形式组织内容，而且只讲述最常见的、最基本的知识和技术，不涉及深奥的理论知识，因而适合不同学历层次的读者阅读使用。

该丛书按作业内容编写，面向基层，面向大众，注重实用性，紧密联系实际，可作为企业班组安全生产教育的教材，也可供企业安全管理人员学习参考。

# 目录

## 第四部分 化学烧伤的急救 ………………………… （108）

V

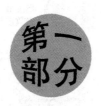 现场急救概述

# 1. 现场急救应遵循哪些基本原则？

生产现场急救，是指在劳动生产过程中和工作场发生的各种意外伤害事故、急性中毒等情况，没有医务人员时，为了防止病情恶化，减少病人痛苦和预防休克等所采取的一种初步紧急救护措施，又称院前急救。

生产现场急救总的任务是采取及时有效的急救措施和技术，最大限度地减少伤病员的痛苦，降低致残率，减少死亡率，为医院抢救打好基础。

急救时应遵循以下原则：

（1）先复后固原则。遇有心跳、呼吸骤停又有骨折者，应首先使用口对口人工呼吸和胸外按压等技术使心、肺、脑复苏，直至心跳、呼吸恢复后，再进行骨折固定处理。

（2）先止后包原则。遇有大出血又有创口者时，首先立即用指压、止血带或药物等方法止血，接着再消毒，并对创口进行包扎。

（3）先重后轻原则。同时遇有危重和较轻的伤病员时，应优先抢救危重者，后抢救较轻的伤病员。

（4）先救后运原则。发现伤病员时，应先现场抢救，后及时送往

医院救治。在送伤病员到医院途中，不要停止抢救措施，继续观察病、伤变化，减少颠簸，注意保暖，确保快速、平安抵达最近医院。

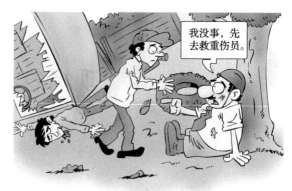

我没事，先去救重伤员。

（5）急救与呼救并重原则。在遇有成批伤病员、现场还有其他参与急救的人员时，要紧张而镇定地分工合作，急救和呼救可同时进行，以便较快地争取到急救外援。

现场急救时的注意事项：

（1）避免直接接触伤病者的体液。

（2）使用防护手套，并用防水胶布贴住自己损伤的皮肤。

（3）急救前和急救后都要洗手。并且救护人的眼、口、鼻或者任何皮肤损伤处一旦溅有伤病者的体液，应尽快用肥皂和水清洗，并去医院进行处理。

（4）进行口对口人工呼吸时，尽量使用人工呼吸面罩。

## 2. 如何对现场伤员进行分类？

如果灾害发生后，伤员数量大，伤情复杂，重危伤员多，急救和后运工作常出现四大矛盾：急救技术力量不足与伤员需要抢救的矛盾；急救物资短缺与需要量大的矛盾；重伤员与轻伤员都需要急救的矛盾；重、轻伤都需后运的矛盾。解决这些矛盾的办法就是对伤病员进行分类。伤员分类是生产现场急救工作的重要组成部分，做好伤员分类工作，可以保证充分地发挥人力、物力的作用，使需要急救的轻、重伤员各得其需，使急救和后运工作有条不紊地进行。

生产现场急救分类的重要意义集中在一个目标，即提高效率。将现场有限的人力、物力和时间，用在抢救有存活希望的伤员身上，提高伤员的存活率，降低死亡率。

（1）现场伤员分类的要求：

1）一边抢救一边分类。

2）分类应派经过训练、经验丰富、有组织能力的技术人员承担。

3）分类应依先危后重，再轻后小（伤势小）的原则进行。

4）分类应快速、准确、无误。

（2）现场伤员分类的判断。现场伤员分类是以决定优先急救对象为前提的，首先根据伤情来判定。

1）呼吸是否停止，用看、听、感来判定。

看：通过观察胸廓的起伏，或用棉花、羽毛贴在伤病者的鼻翼上，看有无摆动。如吸气胸廓上提，呼气胸廓下降或棉、毛有摆动即是呼吸未停。反之，即呼吸已停。

听：侧头用耳尽量接近伤病者的鼻部，去听是否有气体交换的声音。

感：在听的同时，用脸感觉有无气流呼出。如有气流感说明尚有呼吸。

2）脉搏是否停止，用触、看、摸、量来检查。

触：触桡动脉有无脉搏跳动，感受其强弱。

看：头部、胸腹、脊柱、四肢，有无损伤、大出血、骨折等，这些都是重点判定项目。

摸：摸颈动脉有无脉搏跳动，感受其强弱。

量：量收缩压是否小于 12 千帕（90 毫米汞柱）。

判定一个伤员要在 1～2 分钟内完成。通过以上方法对伤员进行简单的分类后，便可采取针对性急救措施。

伤员量大时，必须进行伤情分类，可参考以下方法进行，在救援预案中明确。伤员分四类验伤，Ⅰ类伤员尽快转送医院及时进行抢救，可明显降低死亡率。伤情分类见表 1—1。

表 1—1　　　　　　　　　　伤情分类表

| 类别 | 程度 | 标志 | 伤情 |
|------|------|------|------|
| Ⅰ | 危重伤 | 红色 | 严重头部伤、大出血、昏迷、各类休克、严重挤压伤、内脏伤、张力性气胸、颌面部伤、颈部伤、呼吸道烧伤、大面积烧伤（30％以上） |
| Ⅱ | 中重伤 | 黄色 | 胸部伤、开放性骨折、小面积烧伤（30％以下）、长骨闭合性骨折 |
| Ⅲ | 轻伤 | 绿色 | 无昏迷、休克的头颅损伤和软组织伤 |
| 0 | 致命伤 | 黑色 | 按有关规定对死者进行处理 |

## 3. 现场急救区如何划分？

通常，现场急救时，应将伤员按伤情分类，首先送至不同的急救区：

第Ⅰ急救区（红色）：该急救区对应伤情分类中的第Ⅰ类伤员，即病伤严重，危及生命者。

第Ⅱ急救区（黄色）：该急救区对应伤情分类中的第Ⅱ类伤员，即伤情严重但不会即刻危及生命者。

第Ⅲ急救区（绿色）：该急救区对应伤情分类中的第Ⅲ类伤员，即受伤较轻，可行走者。

太平区（黑色）：该急救区对应伤情分类中的第 0 类伤员，即死亡需要后运者。

　　应给伤员随身携带急救分类卡，分类卡由急救系统统一印制，背面应有扼要的病情说明。此卡常被挂在伤员左胸的衣服上。如没有现成的分类卡，可临时用硬纸片自制。

　　现场有大批伤病员时，最简单、最有效的急救应配有以下四个区，以便有条不紊地进行急救，如图1—1所示。

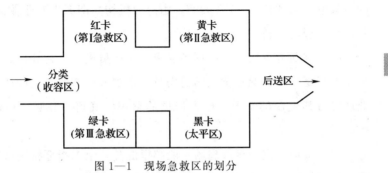

图1—1　现场急救区的划分

　　收容区：伤病员集中区，在此区挂上分类标签，并进行必要的紧急复苏等抢救工作。

　　急救区：用以接收第Ⅰ优先和第Ⅱ优先者，在此做进一步抢救工作，如对休克、呼吸与心跳骤停者等进行心肺复苏。

　　后送区：这个区内接收能自己行走或较轻的伤病员。

　　太平区：停放已死亡者。

## 4. 现场急救的基本步骤是什么？

　　当各种意外事故和急性中毒发生后，参与生产现场救护的人员要沉着、冷静，切忌惊慌失措。时间就是生命，应尽快对中毒或受伤病人进行认真仔细的检查，确定病情。检查内容包括意识、呼吸、脉搏、血压、瞳孔是否正常，有无出血、休克、外伤、烧伤，是否伴有其他损伤等。

总体来说，事故现场急救应按照紧急呼救、判断伤情和救护三大步骤进行。

（1）紧急呼救。当事故发生，发现了危重伤员，经过现场评估和病情判断后需要立即救护，同时立即向专业急救医疗服务（EMS）机构或附近担负院外急救任务的医疗部门、社区卫生单位报告，常用的急救电话为"120"或"999"。由急救机构立即派出专业救护人员、救护车至现场抢救。

（2）判断危重伤情。在现场巡视后对伤员进行最初评估。发现伤员，尤其是处在情况复杂现场的伤员，救护人员需要首先确认并立即处理威胁其生命的情况，检查伤员的意识、气道、呼吸、循环体征等。

（3）救护。灾害事故现场一般都很混乱，组织指挥特别重要，应快速组成临时现场救护小组，统一指挥，加强灾害事故现场一线救护，这是保证抢救成功的关键措施之一。

灾害事故发生后，要避免慌乱，尽可能缩短伤后至抢救的时间，强调提高基本治疗技术是做好灾害事故现场救护的最重要问题。要善于应用现有的先进科技手段，体现"立体救护、快速反应"的救护原则，提高救护的成功率。

现场救护原则是先救命后治伤，先重伤后轻伤，先抢后救，抢中有救，尽快脱离事故现场，先分类再运送。医护人员以救为主，其他人员以抢为主，各负其责，相互配合，以免延误抢救时机。现场救护人员应注意自身防护。

## 5. 在事故现场，如何进行紧急呼救？

紧急呼救主要有以下三个步骤：

（1）救护启动。救护启动称为呼救系统开始。呼救系统的畅通，在国际上被列为抢救危重伤员的"生命链"中"第一环"。有效的呼救系统，对保障危重伤员获得及时救治至关重要。

应用无线电和电话呼救。通常在急救中心配备有经过专门训练的话务员，能够对呼救迅速作出适当的应答，并能把电话接到合适的急救机构。城市呼救网络系统的"通信指挥中心"，应当接收所有的医疗（包括灾难等意外伤害事故）急救电话，根据伤员所处的位置和病情，指定就近的急救站去救护伤员。这样可以大大节省时间，提高效率，便于伤员救护和转运。

（2）呼救电话须知。紧急事故发生时，须报警呼救，最常使用的是呼救电话。使用呼救电话时必须要用最精练、准确、清楚的语言说明伤员目前的情况及严重程度、伤员的人数及存在的危险、需要何类急救等。

一般应简要清楚地说明以下几点：

1）呼救人电话号码与姓名，伤员姓名、性别、年龄和联系电话。

2）伤员所在的确切地点，尽可能指出附近街道的交汇处或其他显著标志。

3）伤员目前最危重的情况，如昏倒、呼吸困难、大出血等。

4）灾害事故、突发事件时，说明伤害性质、严重程度、伤员的人数。

5）现场所采取的救护措施。

注意：不要先放下话筒，要等救护医疗服务系统调度人员先挂断电话。

（3）单人及多人呼救。在专业急救人员尚未到达时，如果有多人在现场，则可分配好各自的工作，有人对伤员开展救护，有人迅速通知医疗急救部门机构，分秒必争、组织有序地实施伤员的寻找、脱险、医疗救护工作。

如果是单人在现场，在伤员心脏骤停的情况下，为挽救生命，抓住"救命的黄金时刻"，应先进行心肺复苏抢救，然后找机会拨打医疗救助电话。如有手机在身，则在进行1～2分钟心肺复苏后，在抢救间隙打电话。

### 6. 在事故现场，如何对伤员的伤情进行评估判断?

伤病者的意识、呼吸、瞳孔等表象，是判断伤势轻重的重要标志。

（1）意识。先判断伤员神志是否清醒。在呼唤、轻拍、推动时，伤员会睁眼或有肢体运动等其他反应，表明伤员有意识。如伤员对上述刺激无反应，则表明意识丧失，已陷入危重状态。伤员突然倒地，然后呼之不应，情况多为严重。

（2）气道。呼吸的必要条件是保持气道畅通。如伤员有反应但不能说话、不能咳嗽、憋气，可能存在气道梗阻，必须立即检查和清除。如进行侧卧位和清除口腔异物等。

（3）呼吸。正常人呼吸12～18次/分钟，危重伤员呼吸变快、变浅乃至不规则，呈叹息状。在气道畅通后，对无反应的伤员进行呼吸检查，如伤员呼吸停止，应保持气道通畅，立即施行人工呼吸。

（4）循环体征。在检查伤员意识、气道、呼吸之后，应对伤员的循环体征进行检查。

可以通过检查循环体征如呼吸、咳嗽、运动、皮肤颜色、脉搏情况来进行判断。

成人正常心跳60～80次/分钟。

呼吸停止，心跳随之停止；或者心跳停止，呼吸也随之停止。

心跳呼吸几乎同时停止也是常见的。

心跳反应在手腕处的桡动脉、颈部的颈动脉较易触到。

心律失常以及严重的创伤、大失血等危及生命时，心跳或加快超过100次/分钟；或减慢至40～50次/分钟；或不规则，忽快忽慢，忽强忽弱，均为心脏呼救的信号，都应引起重视。

如伤员面色苍白或青紫，口唇、指甲紫绀，皮肤发冷等，可以判断为皮肤循环和氧代谢情况不佳。

（5）瞳孔反应。眼睛的瞳孔又称"瞳仁"，位于黑眼球中央。正常时双眼的瞳孔是等大圆形的，遇到强光能迅速缩小，很快又回到原状。用手电筒突然照射一下瞳孔即可观察到瞳孔的反应。当伤员脑部受伤、脑出血、严重药物中毒时，瞳孔可能缩小为针尖大小，也可能扩大到黑眼球边缘，对光线不起反应或反应迟钝。有时因为出现脑水肿或脑疝，使双眼瞳孔一大一小。瞳孔的变化表示脑病变的严重性。

当完成现场评估后，再对伤员的头部、颈部、胸部、腹部、盆腔和脊柱、四肢进行检查，看有无开放性损伤、骨折畸形、触痛、肿胀等体征，有助于对伤员的病情进行判断。

还要注意伤员的总体情况，如表情淡漠不语、冷汗口渴、呼吸急促、肢体不能活动等现象为病情危重的表现；对外伤伤员应观察神志不清程度，呼吸次数和强弱，脉搏次数和强弱；注意检查有无活动性出血，如有应立即止血。严重的胸腹部损伤容易引起休克、昏迷甚至死亡。

## 7. 灾害事故发生后，如何进行现场救护？

"第一目击者"及所有救护人员，应牢记现场对垂危伤员抢救生命的首要目的是"救命"。为此，实施现场救护的基本步骤可以概括如下：

（1）采取正确的救护体位。对于意识不清者，取仰卧位或侧卧位，便于复苏操作及评估复苏效果，在可能的情况下，翻转为仰卧位（心肺复苏体位）时应放在坚硬的平面上，救护人员需要在检查后进行心肺复苏。

若伤员没有意识但有呼吸和脉搏，为了防止呼吸道被舌后坠或唾液及呕吐物阻塞引起窒息，对伤员应采用侧卧位（复原卧式位），使唾液等容易从口中引流。体位应保持稳定，易于伤员翻转其他体位，保持利于观察和通畅的气道；超过 30 分钟，翻转伤员到另一侧。

注意：不要随意移动伤员，以免造成伤害。如不要用力拖动、拉起伤员，不要搬动和摇动已确定有头部或颈部外伤者等。有颈部外伤者在翻身时，为防止颈椎再次损伤引起截瘫，另一人应保持伤员头、颈部与身体同一轴线翻转，做好头、颈部的固定。

（2）打开气道。伤员呼吸心跳停止后，全身肌肉松弛，口腔内的舌肌也松弛下坠可能阻塞呼吸道。采用开放气道的方法，可使阻塞呼吸道的舌根上提，使呼吸道畅通。

用最短的时间将伤员衣领口、领带、围巾等解开，戴上手套迅速清除伤员口鼻内的污泥、土块、痰、呕吐物等异物，以利于呼吸道畅通，再将气道打开。

（3）人工呼吸：

1）判断呼吸。检查呼吸，救护人员将伤员气道打开，利用眼看、耳听、皮肤感觉在 5 秒钟内判断伤员有无呼吸。

"一听"，侧头用耳听伤员口鼻的呼吸声；"二看"，用眼看胸部或上腹部是否随呼吸而上下起伏；"三感觉"用面颊感觉呼吸气流。如果胸廓没有起伏，并且没有气体呼出，伤员即不存在呼吸，这一评估过程应不超过 10 秒钟。

2）人工呼吸。救护人员经检查后，判断伤员呼吸停止，应在现场立即给予口对口（口对鼻、口对口鼻、口对呼吸面罩等）人工呼吸救护措施。

（4）胸外挤压。判断心跳（脉搏）时应选大动脉测定脉搏有无搏动。触摸颈动脉，应在 5～10 秒钟内迅速判断伤员有无心跳。

1）颈动脉：用一只手食指和中指置于颈中部（甲状软骨）中线，手指从颈中线滑向甲状软骨和胸锁乳突肌之间的凹陷，稍加力度触摸颈动脉的搏动。

2）肱动脉：肱动脉位于上臂内侧肘和肩之间，稍加力度检查是否有搏动。

3）检查颈动脉不可用力压迫，避免刺激颈动脉窦使迷走神经兴奋，反射性地引起心跳停止，并且不可同时触摸双侧颈动脉，以防阻断脑部血液供应。

救护人员判断伤员已无脉搏搏动，或在危急中不能判明心跳是否停止，且脉搏也摸不清，不要反复检查耽误时间，而要在现场进行胸外心脏按压等人工循环及时救护。

（5）紧急止血。救护人员要注意检查伤员有无严重出血的伤口，如有出血，要立即采取止血救护措施，避免因大出血造成休克而死亡。

（6）局部检查。对于同一伤员，第一步处理危及生命的全身症状，再注意处理局部。要从头部、颈部、胸部、腹部、背部、骨盆、四肢各部位进行检查，检查出血的部位和程度、骨折部位和程度、渗血、脏器脱出和皮肤感觉丧失等。

首批进入现场的医护人员应对灾害事故伤员及时进行分类，做好运送前医疗处置。救护人员可协助运送，使伤员在最短时间内能获得必要治疗。在运送途中要保证对危重伤员进行不间断的抢救。

对危重灾害事故伤员尽快送往医院救治，对某些特殊事故伤害的伤员应送专科医院救治。

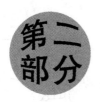

# 第二部分 现场急救基本技术

## 8. 如何进行现场紧急心肺复苏？

急救现场对伤员进行心肺复苏非常重要。据报道，5分钟内实施心肺复苏，8分钟内进一步生命支持，存活率最高可达43%。复苏（生命支持）每延迟1分钟，存活率下降3%；除颤每延迟1分钟，存活率下降4%。心、肺、脑复苏简称CPR（Cardiopulmonary Resuscitation），是当呼吸终止及心跳停顿时，合并使用人工呼吸及胸外心脏按压来进行急救的一种技术。

实施心肺复苏时，首先要判断伤员呼吸、心跳，一旦判定呼吸、心跳停止，立即祛除病因，进行心肺复苏。

（1）开放气道。用最短的时间，先将伤员衣领口、领带、围巾等解开，戴上手套迅速清除伤员口鼻内的污泥、土块、痰、呕吐物等异物，以利于呼吸道畅通，再将气道打开。打开气道有以下方法。

1）仰头举颏法，如图2—1所示。

①救护人员用一只手置于伤员的前额并稍加用力使头后仰，另一只手的食指、中指置于下颏将下颌骨上提；

②救护人员手指不要深压颏下软组织，以免阻塞气道。

2）仰头抬颈法，如图2—2所示。

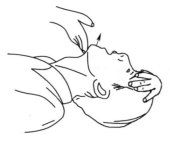

图 2—1　仰头举颌法

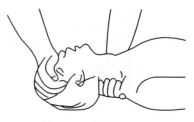

图 2—2　仰头抬颈法

　　救护人员用一只手放在伤员前额，向下稍加用力使头后仰，另一只手置于颈部并将颈部上托。

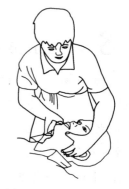

　　注意：无颈部外伤者才可用此法。

　　3）双下颌上提法，如图2—3所示。

　　①救护人员双手手指放在伤员下颌角，向上或向后方提起下颌；

　　②头保持正中位，不能使头后仰，不可左右扭动；

图 2—3　双下颌上提法

　　③此法适用于怀疑颈椎外伤的伤员。

　　4）手钩异物：

　　①如伤员无意识，救护人员用一只手的拇指和其他四指，握住伤员舌和下颌后掰开伤员嘴并上提下颌；

　　②救护人员另一只手的食指沿伤员口角内插入；

　　③用钩取动作，抠出固体异物。

　　（2）口对口人工呼吸。如图2—4所示，口对口人工呼吸的主要步骤为：

　　1）急救者将压前额手的拇指、食指捏闭伤员的鼻孔，另一只手托下颌；

2）将伤员口张开，急救者深呼吸，用口紧贴并包住伤员口部吹气；

3）看伤员胸部起伏方为有效；

4）脱离伤员口部，放松捏鼻孔的拇指、食指，看胸廓复原；

5）感到伤员口鼻部有气呼出；

6）连续吹气两次，使伤员肺部充分换气。

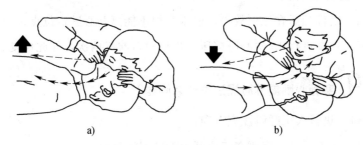

a)　　　　　　　　　　b)

图2—4　口对口人工呼吸

a）口对口人工呼吸　b）看胸部起伏

（3）心脏复苏。首先判定心跳是否停止，可以摸伤员的颈动脉有无搏动，如无搏动，立即进行胸外心脏按压，如图2—5所示。实施

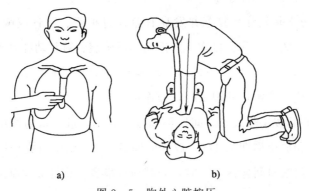

a)　　　　　　　　　　b)

图2—5　胸外心脏按压

a）确定胸骨下切迹　b）胸外心脏按压

心肺复苏的主要步骤如下：

1）用一只手的掌根按在伤员胸骨中下 1/3 段交界处；

2）另一只手压在该手的手背上，双手手指均应翘起，不能平压在胸壁；

3）双肘关节伸直，利用体重和肩臂力量垂直向下挤压，使胸骨下陷 4 厘米左右；

4）略停顿后在原位放松，但手掌根不能离开心脏定位点；

5）连续进行 15 次心脏按压，再口对口吹气两次，如此反复。

## 9. 实施心肺复苏时需注意什么问题？

（1）进行人工呼吸注意事项：

1）人工呼吸一定要在气道开放的情况下进行。

2）向伤员肺内吹气不能太急太多，使胸廓隆起即可，吹气量不能过大，以免引起胃扩张。

3）吹气时间以占一次呼吸周期的 1/3 为宜。

（2）心脏复苏注意事项：

1）防止并发症。复苏并发症有急性胃扩张、肋骨或胸骨骨折、肋骨软骨分离、气胸、血胸、肺损伤、肝破裂、冠状动脉刺破（心脏内注射时）、心包压塞、胃内返流物误吸或吸入性肺炎等，故要求判断准确，监测严密，处理及时，操作正规。

2）心脏按压与放松时间比例和按压频率。过去认为按压时间占每一按压和放松周期的 1/3，放松时间占 2/3，试验研究证明，当心脏按压及放松时间各占 1/2 时，心脏射血最多，获得最大血流动力学效应。而且主张按压频率由 60～80 次/分钟增加到 80～100 次/分钟时，可使血压短期上升到 8～9 千帕（60～70 毫米汞柱），有利于心脏复跳。

3）心脏按压用力要均匀，不可过猛。按压和放松所需时间相等。

每次按压后必须完全解除压力，让胸部回复到正常位置；心脏按压节律、频率要稳定，不可忽快、忽慢，保持正确的挤压位置；心脏按压时，需观察伤员反应及面色的改变。

## 10. 急救者何时可以停止对伤员心肺复苏？

在心肺复苏中出现如下征象者可考虑终止心肺复苏工作：

（1）脑死亡。全脑功能丧失，不能恢复，又称不可逆昏迷。发生脑死亡即意味着生命终止，即使有心跳，也不会长久维持。即使能维持一段时间也毫无意义。所以一旦出现脑死亡即可终止抢救，以免消耗不必要的人力、物力和财力。出现下列情况可判断为脑死亡：

1）深度昏迷，对疼痛刺激无任何反应，无自主活动。

2）自主呼吸停止。

3）瞳孔固定。

4）脑干反射消失，包括瞳孔对光反射、吞咽反射、头眼反射、眼前庭反射等。

5）具备上述条件至少观察 24 小时无变化方可作出判定。

（2）经过正规的心肺复苏 20～30 分钟后，仍无自主呼吸，瞳孔散大，对光反射消失，标志着生物学死亡，可终止抢救。

（3）心脏停跳 12 分钟以上而没有进行任何复苏治疗者，几乎无存活可能，但在低温环境中（如冰库、水库、雪地、冷水淹溺）及年轻的创伤病人虽停跳超过 12 分钟仍应积极抢救。

（4）心跳呼吸停止 30 分钟以上，肛温接近室温，出现尸斑，可停止抢救。

17

# 11. 心肺复苏有效有哪些表现？

对于神志不清的病人观察其脑活动的主要指标有五个方面：瞳孔变化、睫毛反射、挣扎表现、肌肉张力和自主呼吸的方式。这些都是脑活动最起码的征象。如果有一项正常，就可表明有充分氧气的血液流向大脑，并保护脑组织免于损伤。

心肺复苏效果主要看以下五个方面：

（1）颈动脉搏动。心脏按压有效时可随每次按压触及一次颈动脉搏动，测血压为 5.3～8.0 千帕（40～60 毫米汞柱）以上，说明心脏按压方法正确。若停止按压，脉搏仍然搏动，说明病人自主心跳已恢复。

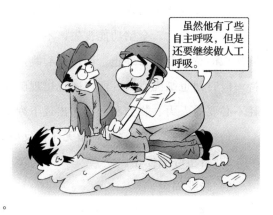

虽然他有了些自主呼吸，但是还要继续做人工呼吸。

（2）面色转红润。复苏有效时病人面色、口唇、皮肤颜色由苍白或紫绀转为红润。

（3）意识渐渐恢复。复苏有效时，病人昏迷变浅，眼球活动，出现挣扎，或给予强刺激后出现保护性反射活动，甚至手足开始活动，肌张力增强。

（4）出现自主呼吸。应注意观察，有时很微弱的自主呼吸不足以满足肌体供氧需要，如果不进行人工呼吸，则可能很快又停止呼吸。

（5）瞳孔变小。复苏有效时，扩大的瞳孔变小，并出现对光反射。

◎**专家提示**

在心肺复苏时必须经常观察瞳孔，瞳孔缩小是治疗有效的最有价值而又十分灵敏的征象。如果扩大的瞳孔通过复苏仍不缩小，通常说明复苏无效。如果复苏明显延误也可能产生脑损害，但这种脑损害并非一定是永久的。瞳孔逐渐增大并不意味着治疗无效或脑损害不可恢复，如果瞳孔未最大限度地扩大或仍有脑活动的其他征象存在时更是这样。不过，如果瞳孔扩大发展迅速而又极为显著，则说明情况较严重。扩大的瞳孔在心跳恢复后很快缩小，说明无严重脑损害发生。

出现挣扎也是最有效复苏的一个征象，它说明大脑已受到充分的保护。有以下几种方法可以对挣扎进行处理：一是用安定5～10毫升静脉注射，使病人镇静。安定可消除睫毛反射，但不影响其他脑活动的体征。二是间断使用小剂量硫喷妥钠。虽然这种肌肉松弛剂也能消除挣扎，并便于气管插管操作，但是使用这类药物后就可能只留下瞳孔这一项脑活动征象，而此征象可靠性较差。

## 12. 现场常用哪些骨折固定技术?

骨折是人们在生产、生活中常见的损伤，为了避免骨折的断端对血管、神经、肌肉及皮肤等组织产生损伤，减轻伤员的痛苦，以及便于搬动与转运伤员，凡发生骨折或怀疑有骨折的伤员，均必须在现场立即采取骨折临时固定的措施。常用的骨折固定方法有以下几种方法。

（1）肱骨（上臂）骨折固定法：

1）夹板固定法。用两块夹板分别放在上臂内外两侧（如果只有一块夹板，则放在上臂外侧），用绷带或三角巾等将上下两端固定。肘关节弯曲90度，前臂用小悬臂带悬吊。

2）无夹板固定法。将三角巾折叠成10～15厘米宽的条带，其中央正对骨折处，将上臂固定在躯干上，于对侧腋下打结。屈肘90度，再用小悬臂带将前臂悬吊于胸前。

（2）尺、桡骨（前臂）骨折固定法：

1）夹板固定法。用两块长度超过肘关节至手心的夹板分别放在前臂的内外侧（如果只有一块夹板，则放在前臂外侧），并在手心放好衬垫让伤员握好，以使腕关节稍向背屈，再固定夹板上下两端。屈肘90度，用大悬臂带悬吊，手略高于肘。

2）无夹板固定法。使用大悬臂带、三角巾固定。用大悬臂带将骨折的前臂悬吊于胸前，手略高于肘。再用一条三角巾将上臂带一起固定于胸部，在健侧腋下打结。

（3）股骨（大腿）骨折固定法：

1）夹板固定法。伤员仰卧，伤腿伸直。用两块夹板（内侧夹板长度为上至大腿根部，下过足跟；外侧夹板长度为上至腋窝，下过足跟）分别放在伤腿内、外两侧（只有一块夹板则放在伤腿外侧），并将健肢靠近伤肢，使双下肢并列，两足对齐。关节处及空隙部位均放置衬垫，用5～7条三角巾或布带先将骨折部位的上、下两端固定，然后分别固定腋下、腰部、膝、踝等处。足部用三角巾"8"字固定，使足部与小腿呈直角。

2）无夹板固定法。伤员仰卧，伤腿伸直，健肢靠近伤肢，双下肢并列，两足对齐。在关节处与空隙部位之间放置衬垫，用5～7条三角巾或布条将两腿固定在一起（先固定骨折部位的上、下两端）。足部用三角巾"8"字固定，使足部与小腿呈直角。

（4）脊柱骨折固定法。发生脊柱骨折时不得轻易搬动伤员。严禁一人抱头，另一个人抬脚等不协调的动作。

如伤员俯卧位时，可用"工"字夹板固定，将两横板压住竖板分别横放于两肩上及腰骶部，在脊柱的凹凸部位放置衬垫，先用三角巾或布带固定两肩，再固定腰骶部。现场处理原则是，背部受到剧烈的外伤，有颈、胸、腰椎骨折者，绝不能试图扶着让病人做一些活动，以此"判断"有无损伤，一定要就地固定。

（5）头颅部骨折。头颅部位骨折，主要是保持局部的安定，在检查、搬动、转运等过程中，力求头颅部不受到新的外界影响而加重局部损伤。具体做法是，伤员静卧，头部可稍垫高，头颅部两侧放两个较大的、硬实的枕头或沙袋等物将其固定住，以免搬动、转运时局部晃动。

在现场进行骨折固定时，应注意以下事项：

（1）如果是开放性骨折，必须先止血，再包扎，最后再进行骨折固定，此顺序决不可颠倒。

（2）下肢或脊柱骨折，应就地固定，尽量不要移动伤员。

（3）四肢骨折固定时，应先固定骨折的近端，后固定骨折的远端。如固定顺序相反，可导致骨折再度移位。夹板必须扶托整个伤肢，骨折上、下两端的关节必须均固定住。绷带、三角巾不要绑扎在骨折处。

（4）夹板等固定材料不能与皮肤直接接触，要用棉垫、衣物等柔软物垫好，尤其骨突部位及夹板两端更要垫好。

（5）固定四肢骨折时应露出指（趾）端，以随时观察血液循环情况，如有苍白、紫绀、发冷、麻木等表现，应立即松开重新固定，以免造成肢体缺血、坏死。

## 13. 现场有哪些止血方法？

外伤出血分为内出血和外出血。内出血主要到医院救治，外出血是现场急救的重点。理论上将出血分为动脉出血、静脉出血、毛细血管出血。动脉出血时血色鲜红、有搏动、量多、速度快；静脉出血时血色暗红、缓慢流出；毛细血管出血时血色鲜红、慢慢渗出。若当时能鉴别，对选择止血方法有重要价值。但有时受现场光线等条件的限制，往往难以区分。

常用的现场止血方法有五种，使用时要根据具体情况选择其中的一种，也可以把几种止血法结合一起应用，以达到最快、最有效、最安全的止血目的。

（1）指压动脉止血法。这种方法适用于头部和四肢某些部位的大出血。方法为用手指压迫伤口近心端动脉，将动脉压向深部的骨头，阻断血液流通。这是一种不需要任何器械、简便、有效的止血方法，但因为止血时间短暂，常需要与其他方法结合进行。

1）头面部指压动脉止血法：

①指压颞浅动脉，适用于一侧头顶、额部、颞部的外伤大出血，如图2—6所示，在伤侧耳前，用一只手的拇指对准下颌关节压迫颞浅动脉，另一只手固定伤员头部。

②指压面动脉，适用于面部外伤大出血，如图2—7所示，用一只手的拇指和食指或拇指和中指分别压迫双侧下颌角前约1厘米的凹陷处，阻断面动脉血流。因为面动脉在面部有许多小分支相互吻合，所以必须压迫双侧。

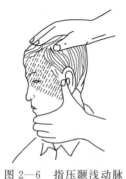

图2—6　指压颞浅动脉

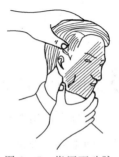

图2—7　指压面动脉

③指压耳后动脉，适用于一侧耳后外伤大出血，如图2—8所示，用一只手的拇指压迫伤侧耳后乳突下凹陷处，阻断耳后动脉血流，另一只手固定伤员头部。

④指压枕动脉，适用于一侧头后枕骨附近外伤大出血，如图2—9所示，用一只手的四指压迫耳后与枕骨粗隆之间的凹陷处，阻断枕动脉的血流，另一只手固定伤员头部。

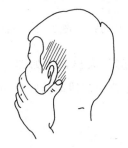
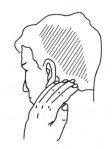

　　　图2—8　指压耳后动脉　　　　　　图2—9　指压枕动脉

2）指压四肢动脉止血法：

①指压肱动脉，适用于一侧肘关节以下部位的外伤大出血，如图2—10所示，用一只手的拇指压迫上臂中段内侧，阻断肱动脉血流，另一只手固定伤员手臂。

②指压桡、尺动脉，适用于手部大出血。如图2—11所示，双手拇指分别压迫伤侧手腕两侧的桡动脉和尺动脉，阻断血流。因为桡动脉和尺动脉在手掌部有广泛吻合支，所以必须同时压迫两侧。

③指压指（趾）动脉，适用于手指（脚趾）大出血，如图2—12所示，用拇指和食指分别压迫手指（脚趾）两侧的动脉，阻断血流。

④指压股动脉，适用于一侧下肢的大出血，如图2—13所示，用两手的拇指用力压迫伤肢腹股沟中点稍下方的股动脉，阻断股动脉血流，伤员应该处于坐位或卧位。

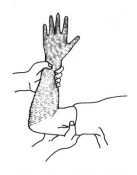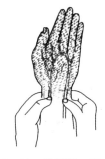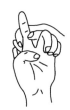

图 2—10　指压肱动脉　　图 2—11　指压桡、尺动脉　　图 2—12　指压指动脉

⑤指压胫前、后动脉，适用于一侧脚的大出血，如图 2—14 所示，用两手的拇指和食指分别压迫伤脚足背中部搏动的胫前动脉及足跟与内踝之间的胫后动脉。

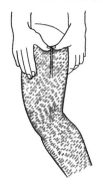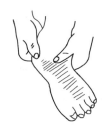

图 2—13　指压股动脉　　　　图 2—14　指压胫前、后动脉

（2）直接压迫止血法，适用于较小伤口的出血。用无菌纱布直接压迫伤口处，时间约 10 分钟。

（3）加压包扎止血法，适用于各种伤口，是一种比较可靠的非手术止血法。先用无菌纱布覆盖压迫伤口，再用三角巾或绷带用力包扎，包扎范围应该比伤口稍大。这是一种目前最常用的止血方法，在没有无菌纱布时，可使用消毒卫生巾或餐巾等代替。

（4）填塞止血法，适用于颈部和臀部等处较大而深的伤口，如图2—15所示，先用镊子夹住无菌纱布塞入伤口内，如一块纱布止不住出血，可再加纱布，最后用绷带或三角巾绕至对侧根部包扎固定。

注意：颅脑外伤引起的鼻、耳、眼等处出血不能用填塞止血法。

（5）止血带止血法。止血带止血法只适用于四肢大出血，其他止血法不能止血时才用此法。止血带有橡皮止血带（橡皮条和橡皮带）、气性止血带（如血压计袖带）和布制止血带，其操作方法各不相同。

1）橡皮止血带止血法，如图2—16所示，左手在离带端约10厘米处由拇指、食指和中指紧握，使手背向下放在扎止血带的部位，右手持带中段绕伤肢一圈半，然后把止血带塞入左手的食指与中指之间，左手的食指与中指紧夹一段止血带向下牵拉，使之成为一个活结，外观呈"A"形。

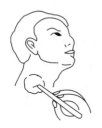
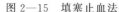
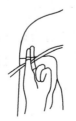
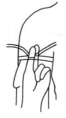
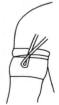

图 2—15 填塞止血法　　　　图 2—16 橡皮止血带止血法

2）布制止血带止血法，如图2—17所示，将三角巾折成带状或将其他布带绕伤肢一圈打个蝴蝶结；取一根小棒穿在布带圈内，提起小棒拉紧，将小棒依顺时针方向绞紧，将绞棒进行固定。

3）气性止血带止血法，常使用血压计袖带，操作方法比较简单，只要把袖带绕在扎止血带的部位，然后打气至伤口停止出血。

使用止血带的注意事项：

（1）部位。上臂外伤大出血应扎在上臂上 1/3 处，前臂或手大出血应扎在上臂下端，不能扎在上臂中 1/3 处，因该处神经走行贴近肱骨，易被损伤。下肢外伤大出血应扎在股骨中下 1/3 交界处。

（2）衬垫。使用止血带的部位应该有衬垫，否则会损伤皮肤。止血带可扎在衣服外面，把衣服当衬垫。

（3）松紧度。应以出血停止、远端摸不到脉搏为合适。过松达不到止血目的，过紧会损伤组织。

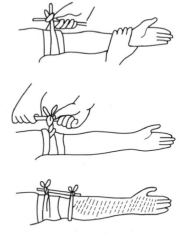

图 2—17　布制止血带止血法

（4）时间。一般不应超过 5 小时，原则上每小时要放松 1 次，放松时间为 1～2 分钟。

（5）标记。使用止血带者应有明显标记贴在前额或胸前易发现部位，写明绑扎时间。如立即送往医院，可以不做标记。

◎ 专家提示

血液是维持生命的重要物质，成年人的血容量约占体重的 8%，即 4 000～5 000 毫升，如出血量为总血量的 20% 时，会出现头晕、脉搏增快、血压下降、出冷汗、肤色苍白、少尿等症状；如出血量占总血量的 40% 时就会有生命危险。出血伤员的急救要及时，拖延几分钟就可能危及生命。

# 14. 用绷带如何包扎伤口？

包扎的目的是保护伤口、减少污染、固定敷料和帮助止血。常用绷带和三角巾进行包扎。无论采用何种包扎法，均要求包好后固定不移动和松紧适度，并尽量注意无菌操作。

绷带法有环形包扎法、螺旋及螺旋反折包扎法、"8"字形包扎法和头顶双绷带包扎法等。包扎时要掌握好"三点一走行"，即绷带的起点、止血点、着力点（多在伤处）和行走方向的顺序，做到既牢固又不能太紧。先在创口覆盖无菌纱布，然后从伤口低处向上左右缠绕。包扎伤臂或伤腿时，要尽量设法露出手指尖或脚趾尖，以便观察血液循环情况。绷带用于胸、腹、臀、会阴等部位效果不好，容易滑脱，所以一般用于四肢和头部伤。

（1）环形包扎法，如图 2—18 所示，绷带卷放在需要包扎位置稍上方，第一圈稍斜缠绕，第二、第三圈作环行缠绕，并将第一圈斜出的旗角压于环行圈内，然后重复缠绕，最后在绷带尾端撕开，打结固定或用别针、胶布将尾部固定。

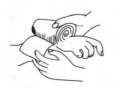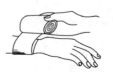

图 2—18　环形包扎法

（2）螺旋形包扎法，如图 2—19 所示，先环形包扎数圈，然后将绷带渐渐地斜旋上升缠绕，每圈盖过前圈的 1/3 至 2/3 呈螺旋状。

（3）螺旋反折包扎法，如图 2—20 所示，先作两圈环行固定，再作螺旋形包扎，待到渐粗处，一手拇指按住绷带上面，另一手将绷带自此点反折向下，此时绷带上缘变成下缘，后圈覆盖前圈 1/3 至 2/3。此法主要用于粗细不等的四肢，如前臂、小腿或大腿等的包扎。

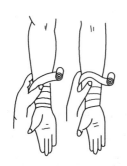

图 2—19　螺旋形包扎法

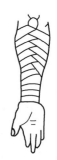

图 2—20　螺旋反折包扎法

（4）头顶双绷带包扎法，如图 2—21 所示，将两条绷带连在一起，打结处包在头后部，分别经耳上向前，于额部中央交叉，然后，第一条绷带经头顶到枕部，第二条绷带反折绕回到枕部，并压住第一条绷带。第一条绷带再从枕部经头顶到额部，第二条则从枕部绕到额部，又将第一条压住。如此来回缠绕，形成帽状。

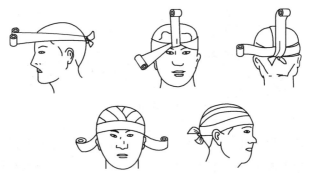

图 2—21　头顶双绷带包扎法

（5）"8"字形包扎法，如图 2—22 所示，适用于四肢各关节处的包扎。于关节上、下将绷带一圈向上、一圈向下作"8"字形来回缠绕，例如，锁骨骨折的包扎。目前已经有专门的锁骨固定带可直接应用。

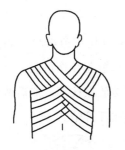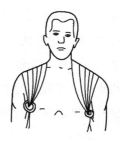

图 2—22 "8"字形包扎法

绷带包扎的注意事项：

（1）伤口上要加盖敷料，不要在伤口上应用弹力绷带。

（2）不要将绷带缠绕过紧，经常检查肢体血液运行情况。

（3）有绷带过紧的体征（手、足的甲床发紫；绷带缠绕肢体远心端皮肤发紫，有麻感或感觉消失；严重者手指、足趾不能活动），应立即松开绷带，重新缠绕。

（4）不要将绷带缠住手指、足趾末端，除非有损伤。

## 15. 用三角巾如何包扎伤口？

三角巾制作简单、方便，分为普通三角巾和燕尾形、带形三角巾，如图 2—23 和图 2—24 所示，包扎时操作简捷，且几乎能适应全身各个部位。

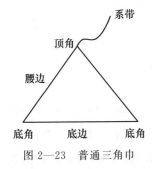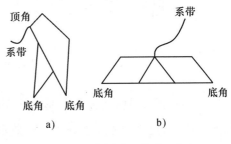

图 2—23 普通三角巾

图 2—24 燕尾形、带形三角巾

a）燕尾形 b）带形

（1）三角巾的头面部包扎法：

1）三角巾风帽式包扎法。适用于包扎头顶部和两侧面、枕部的外伤。如图2—25所示，先将消毒纱布覆盖在伤口上，将三角巾顶角打结放在前额正中，在底边的中点打结放在枕部，然后两手拉住两底角向下颌包住并交叉，再绕到颈后的枕部打结。

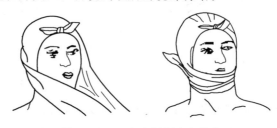

图2—25　三角巾风帽式包扎法

2）三角巾帽式包扎法。如图2—26所示，先用无菌纱布覆盖伤口，然后把三角巾底边的正中点放在伤员眉间上部，顶角经头顶拉到脑后枕部，再将两底角在枕部交叉返回到额部中央打结，最后拉紧顶角并反折塞在枕部交叉处。

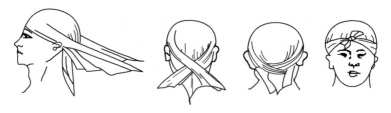

图2—26　三角巾帽式包扎法

3）三角巾面具式包扎法。适用于面部较大范围的伤口，如面部烧伤或较广泛的软组织伤，如图2—27所示。方法是把三角巾一折为二，顶角打结放在头顶正中，两手拉住底角罩住面部，然后两底角拉向枕部交叉，最后在前颏部打结。在眼、鼻和口处提起三角巾剪成小孔。

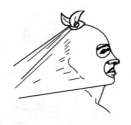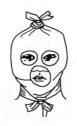

图 2—27 三角巾面具式包扎法

4）单眼三角巾包扎法。如图 2—28 所示，将三角巾折成带状，其上 1/3 处盖住伤眼，下 2/3 从耳下端绕经枕部向健侧耳上额部并压住上端带巾，再绕经伤侧耳上，枕部至健侧耳上与带巾另一端在健耳上打结固定。

5）双眼三角巾包扎法。如图 2—29 所示，将无菌纱布覆盖在伤眼上，用带形三角巾从头后部拉向前，从眼部交叉，再绕向枕下部打结固定。

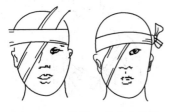　　　　　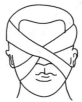

图 2—28　单眼三角巾包扎法　　　　图 2—29　双眼三角巾包扎法

6）下颌、耳部、前额或颞部小范围伤口三角巾包扎法。如图 2—30 所示，先将无菌纱布覆盖在伤部，将带形三角巾放在下颌处，两手持带巾两底角经双耳分别向上提，长的一端绕头顶与短的一端在颞部交叉，然后将短端经枕部、对侧耳上至颞侧与长端打结固定。

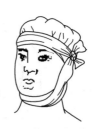

图 2—30　下颌三角巾包扎法

（2）胸背部三角巾包扎法。如图 2—31 所

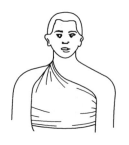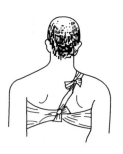

图 2—31　胸背部三角巾包扎法

示，三角巾底边向下，绕过胸部以后在背后打结，其顶角放在伤侧肩上，系带穿过三角巾底边并打结固定。如为背部受伤，包扎方向相同，只要在前后面交换位置即可。若为锁骨骨折，则用两条带形三角巾分别包绕两个肩关节，在后背打结固定，再将三角巾的底角向背后拉紧，在两肩过度后张的情况下在背部打结，如图 2—32 所示。

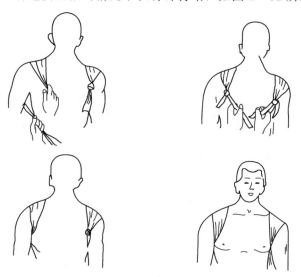

图 2—32　锁骨骨折三角巾包扎法

（3）上肢三角巾包扎法。如图 2—33 所示，先将三角巾平铺于伤员胸前，顶角对着肘关节稍外侧，与肘部平行，屈曲伤肢，并压住三角巾，然后将三角巾下端提起，两端绕到颈后打结，顶角反折用别针扣住。

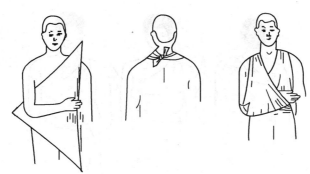

图 2—33　上肢三角巾包扎法

（4）肩部三角巾包扎法。如图 2—34 和图 2—35 所示，先将三角巾放在伤侧肩上，顶角朝下，两底角拉至对侧腋下打结，然后急救者一手持三角巾底边中点，另一手持顶角将三角巾提起拉紧，再将三角巾底边中点由前向下、向肩后包绕，最后顶角与三角巾底边中点于腋窝处打结固定。

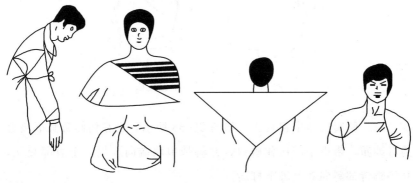

图 2—34　单肩三角巾包扎法　　　图 2—35　双肩三角巾包扎法

（5）单胸三角巾包扎法。如图 2—36 所示，将三角巾顶角对准肩缝，盖住伤部，底边上翻把两底角回胸，在背后与顶角系带打结固定。

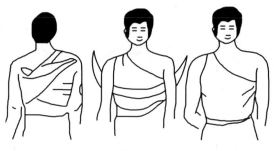

图 2—36　单胸三角巾包扎法

（6）双胸三角巾包扎法。如图 2—37 所示，将三角巾一底角对准肩部，顶角系带围腰在对侧底边中央打结，上翻另一个底角盖住胸部，在背后 V 形打结固定。

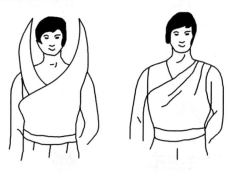

图 2—37　双胸三角巾包扎法

（7）腋窝三角巾包扎法。如图 2—38 所示，先在伤侧腋窝下垫上消毒纱布，带巾中间压住敷料，并将带巾两端向上提，于肩部交叉，并经胸背部斜向对侧腋下打结。

（8）下腹及会阴部三角巾包扎法。如图 2—39 所示，将三角巾底

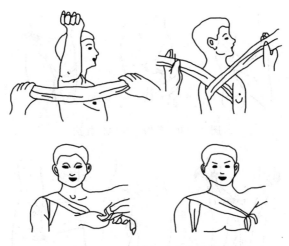

图 2—38　腋窝三角巾包扎法

边包绕腰部打结，顶角兜住会阴部在臀部打结固定。或将两条三角巾顶角打结，连接结放在病人腰部正中，上面两端围腰打结，下面两端分别缠绕两大腿根部并与相对底边打结。

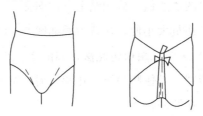

图 2—39　下腹及会阴部三角巾包扎法

（9）单臀三角巾包扎法，如图 2—40 所示，将三角巾顶角盖住臀部，顶角系带在裤袋底处围腿绕住，下侧底角上翻至对侧腰部和另一底角在健侧髂上打结固定。

（10）双臀三角巾包扎法，如图 2—41 所示，将两条三角巾的顶角联结一起，放在双臀缝的稍上方（如图 2—41a 所示），然后把上面

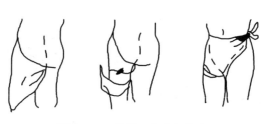

图 2—40　单臀三角巾包扎法

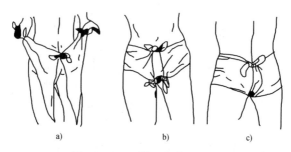

a)　　　　　　　　　b)　　　　　　　　　c)

图 2—41　双臀三角巾包扎法

两底角由背后绕到腹前打结，下面两底角分别从大腿内侧向前拉，在腹股沟部与三角巾的底边做一假扣结上（如图 2—41b 所示）。这种式样像开裆裤，便于伤员大小便，从背后看如图 2—41c 所示。

　　（11）膝（肘）关节三角巾包扎法，如图 2—42 和图 2—43 所示，将三角巾折成四指宽，盖住膝关节，在膝（肘）窝处交叉后，两端返绕膝（肘）关节，在外侧打结。

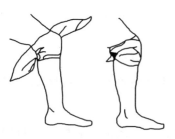

图 2—42　膝关节三角巾包扎法

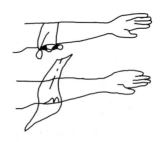

图 2—43　肘关节三角巾包扎法

（12）手部三角巾包扎法，如图 2—44 所示，将三角巾一折二，手放在中间，中指对准顶角，把顶角上翻盖住手背，然后两角在手背交叉，围绕腕关节在手背上打结。

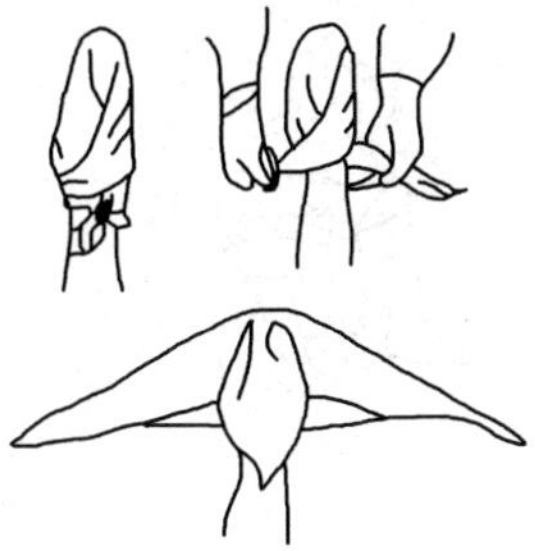

（13）残肢三角巾包扎法，残肢先用无菌纱布包裹，将三角巾铺平，残肢放在三角巾上，使其对着顶角，并将顶角反折覆盖残肢，再将三角巾底角交叉绕肢打结。

图 2—44 手部三角巾包扎法

# 16. 如何搬运伤员？

搬运伤（病）员的方法是院外急救的重要技术之一。搬动的目的是使伤（病）员迅速脱离危险地带，纠正当时影响伤（病）员的病态体位，减少痛苦，减少再受伤害，安全迅速地送往理想的医院治疗，以免造成伤员残废。搬运伤（病）员的方法应根据当地、当时的器材和人力而选定。

（1）徒手搬运：

1）单人搬运法，适用于伤势比较轻的伤（病）员，采取扶行、手抱、背驮或肩扛等方法进行搬运，如图 2—45 所示。

2）双人搬运法，一人搬托双下肢，一人搬托腰部。在不影响病伤的情况下，还可用椅式、轿式和拉车式等方法，如图 2—46 所示。

3）三人搬运法，对疑有胸、腰椎骨折的伤者，应由三人配合搬运。一人托住肩胛部，一人托住臀部和腰部，另一人托住下肢，三人同时把伤员轻轻抬放到硬板担架上。

4）多人搬运法，对脊椎受伤的患者向担架上搬动时应由 4～6 人

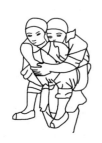
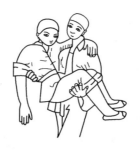
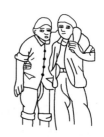

图 2—45　单人搬运法

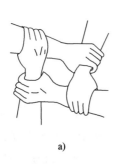
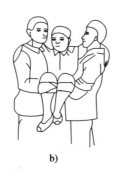
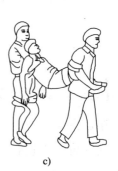

a)　　　　　　　　　b)　　　　　　　　　c)

图 2—46　双人搬运法

a) 轿式　b) 椅式　c) 拉车式

一起搬动，2 人专管头部的牵引固定，使头部始终保持与躯干呈直线
的位置，维持颈部不动，另 2 人托住臂
背，2 人托住下肢，协调地将伤者平直
放到担架上，并在颈、腋窝放一小枕
头，头部两侧用软垫或沙袋固定，如图
2—47 所示。

（2）担架搬运：

1）自制担架法。常在没有现成的
担架而又需要担架搬运伤（病）员时，

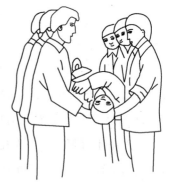

图 2—47　多人搬运法

用自制担架。

①用木棍自制担架。如图 2—48 所示，用两根长约 2.3 米的木棍，或两根长约 2～2.3 米的竹竿绑成梯子形，中间用绳索来回绑在两长棍之中即成。

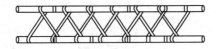

图 2—48　木棍自制担架

②用上衣自制担架。如图 2—49 所示，用两根长约 2.3 米的木棍或竹竿穿入两件上衣的袖筒中即成，常在没有绳索的情况下用此法。

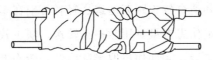

图 2—49　上衣自制担架

③用椅子自制担架。如图 2—50 所示，用两把扶手椅对接，用绳索固定对接处即成。

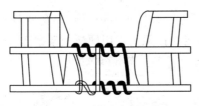

图 2—50　椅子自制担架

④其他担架的做法：

材料：两根木棍、一块毛毯或床单、较结实的长线（铁丝也可）。

方法：第一步，把木棍放在毛毯中央，毯的一边折叠，与另一边重合。第二步，毛毯重合的两边包住另一根木棍。第三步，用穿好线的针把两根木棍边的毯子缝合一条线，然后把包另一根木棍边的毯子两边也缝上，制作完成，如图 2—51 所示。

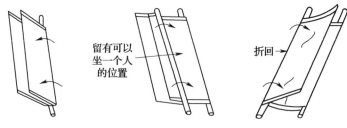

留有可以坐一个人的位置

折回

图 2—51　毯子缝制的担架

2）车辆搬运。车辆搬运受气候条件影响小，速度快，能及时送到医院抢救，尤其适合较长距离运送。轻者可坐在车上，重者可躺在车里的担架上。重伤患者最好用救护车转送，缺少救护车的地方，可用汽车转送。上车后，胸部伤员取半卧位，一般伤者取仰卧位，颅脑伤者应使头偏向一侧。

车辆搬运时的注意事项：

（1）必须先急救，妥善处理后才能搬动。

（2）运送时尽可能不要摇动伤（病）者的身体。若遇脊椎受伤者，应将其身体固定在担架上，用硬板担架搬送。切忌一人抱胸、另

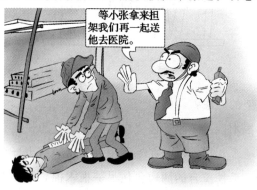

一人搬腿的双人搬抬法，因为这样搬运易加重脊髓损伤。

（3）运送患者时，随时观察患者呼吸、体温、出血、面色变化等情况，注意患者姿势，给患者保暖。

（4）在人员、器材未准备完好时，切忌随意搬运。

（5）上述不论哪种运送病人的方法，在途中都要稳妥，切忌颠簸。

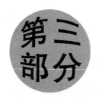

# 急性中毒的现场急救

## 17. 急性中毒急救应遵循什么原则?

急性中毒者病情急,损害严重,需要紧急处理。因此,急性中毒的急救原则应突出四个字,即"快""稳""准""动"。"快"即迅速,分秒必争;"稳"即沉着、镇静、果断;"准"即判断准确,不要采用错误方法急救;"动"即动态观察,判断采取的措施是否对症。

◎专家提示

某种物质进入人体后,通过生物化学或生物物理作用,使组织产生功能紊乱或结构损害,引起机体病变称为中毒。能引起中毒的物质称为毒物。毒物的概念是相对的,治疗药物在小剂量时有一定治疗作用,但若超过允许剂量使用时会引起中毒。某些毒物在短时间内突然进入机体,产生一系列的病理、生理变化,甚至危及生命称为急性中毒。毒物的吸收途径有:

(1)消化道吸收。口服、灌肠、灌胃等最常见,主要通过小肠吸收。

(2)呼吸道吸收。吸入物呈气态、雾状,如一氧化碳、硫化氢,雾状农药等。

(3)皮肤、黏膜吸收。如皮肤吸收有机磷(喷洒农药)、乙醚等,黏膜吸收砷化合物等。

（4）血液直接吸收。如注射、毒蛇、狂犬咬伤等。

# 18. 如何快速判断中毒物质？

要确定人员是否中毒并快速判断中毒物质，通常可以从病人呼出的气味或吐出物质发出的味道或其他体征来作出判断。

（1）呼气、呕吐物和体表的气味：

1）蒜臭味：有机磷农药，磷、砷化合物；

2）酒味：乙醇（酒精）及其他醇类化合物；

3）苦杏仁味：氰化物及含氰苷的果仁；

4）酮味（刺鼻甜味）：丙酮、三氯甲烷（氯仿）、指甲油去除剂；

5）辛辣味：氯乙酰乙酯；

6）香蕉味：乙酸乙酯、乙酸异戊酯等；

7）梨味：水合氯醛；

8）酚味：苯酚、来苏；

9）氨味：氨水、硝酸铵；

10）其他特殊气味：煤油、汽油、硝基苯等。

（2）皮肤黏膜：

1）樱桃红：氰化物、一氧化碳；

2）潮红：酒精、阿托品类、抗组胺类；

3）紫绀：亚硝酸盐、氮氧化合物、含亚硝酸盐的植物、氯酸盐、磺胺、非那西丁、苯的氨基与硝基化合物、对苯二酚；

4）紫癜：毒蛇和毒虫咬伤、硫酸盐；

5）黄疸：四氯化碳、砷、磷化合物、蛇毒、毒草、其他肝脏毒物；

6）多汗：有机磷毒物、毒蕈、毒扁豆碱、毛果芸香碱、吗啡、消炎痛、硫酸盐；

7）无汗：抗胆碱药（如阿托品类）、BZ失能剂、曼陀罗等茄科植物（以下简称曼陀罗）；

8）红斑：水疱芥子气、氮芥、路易氏剂、光气肟。

（3）眼：

1）瞳孔缩小：有机磷毒物、毒扁豆碱、毛果芸香碱、毒蕈阿片类、巴比妥类、氯丙嗪类；

2）瞳孔扩大：抗胆碱药、曼陀罗、BZ失能剂、抗组织胺类、苯丙胺、可卡因；

3）眼球震颤：苯妥英钠、巴比妥类；

4）视力障碍：有机磷毒物、甲醇、肉毒毒素、苯丙胺；

5）视幻觉：麦角酸二乙胺、抗胆碱药、曼陀罗、BZ失能剂。

（4）口腔：

1）流涎：有机磷毒物、毒蕈、毒扁豆碱、毛果芸香碱、砷、汞化合物；

2）口干：抗胆碱药，曼陀罗、BZ失能剂、抗组织胺类、苯丙胺、麻黄碱。

（5）神经系统：

1）嗜睡、昏迷：巴比妥和其他镇静安眠药、抗组织胺类、抗抑郁药、醇类、阿片类、有机磷毒物、有机溶剂（苯、汽油等）；

2）肌肉颤动：有机磷毒物、毒扁豆碱、毒蕈；

3）抽搐惊厥：有机磷毒物，毒扁豆碱、毒蕈、抗组织胺；氯化烃类、氰化物、异烟肼、肼类化合物、士的宁、三环类抗抑郁制剂、柳酸盐、呼吸兴奋剂、氟乙酰胺、毒鼠强；

4）谵妄：抗胆碱药、BZ 失能剂、曼陀罗，安眠酮、水合氯醛、硫酸盐；

5）瘫痪：箭毒、肉毒毒素、高效镇痛制、可溶性钡盐。

（6）消化系统：

1）呕吐：有机磷毒物毒扁豆碱、毒蕈、重金属盐类、腐蚀性毒物；

2）腹绞痛：有机磷毒物、毒蕈、重金属盐类、斑蝥、乌头碱、巴豆、砷、汞、磷化合物、腐蚀性毒物；

45

3）腹泻：有机磷毒物、毒蕈、砷、汞化合物、巴豆、蓖麻籽。

（7）循环系统：

1）心动过速：抗胆碱药、BZ 失能剂、曼陀罗、拟肾上腺素药、甲状腺（片）、可卡因、醇类；

2）心动过缓：有机磷毒物、毒扁豆碱、毛果芸香碱、毒蕈、乌头、可溶性钡盐、毛地黄类、β 受体阻断剂、钙拮抗剂；

3）血压升高：拟肾上腺素药、有机磷毒物；

4）血压下降：亚硝酸盐类、氯丙嗪类、各种降压药。

（8）呼吸系统：

1）呼吸加快：呼吸兴奋剂、抗胆碱药、曼陀罗、BZ 失能剂；

2）呼吸减慢：阿片类、镇静安眠药、有机磷毒物、蛇毒、高效痛剂；

3）哮喘：刺激性气体、有机磷毒物；

4）肺水肿：有机磷农药、毒蕈、窒息性气体（光气、双光气、氮氧化合物、硫化氢、磷化氢、氯、氯化氢、二氧化硫、氨、二氯亚砜等）、硫酸二甲酯。

（9）尿色的改变：

1）血尿：磺胺、毒蕈、氯胍、酚、斑蝥；

2）葡萄酒色：苯胺、硝基苯；

3）蓝色：姜蓝；

4）棕黑色：酚、亚硝酸盐；

5）棕红色：安替比林、辛可芬、山道年；

6）绿色：香草酚。

# 19. 急性中毒的处理原则有哪些？

急性中毒情况危重时，首先应迅速对呼吸、循环功能、生命体征进行检查，并采取必要的紧急治疗措施。

（1）立即终止接触毒物。毒物由呼吸道或皮肤侵入时，要立即将病人撤离中毒现场，转到空气新鲜的地方，迅速脱去被污染的衣服，清洁接触部位的皮肤、黏膜。由胃肠道进入的毒物应立即停止服用。

（2）清除尚未吸收的毒物。清除胃肠道尚未被吸收的毒物，常用催吐法或洗胃法。早期消除毒物可使病情明显改善。

（3）促进已吸收毒物的排出。血液透析和血液灌流一般用于中毒严重、血液中毒物浓度明显增高、昏迷时间长、有并发症、经积极支持疗法而情况日趋恶化者。

（4）应用特殊解毒药物：

1）金属中毒解毒药。

①依地酸二钠钙：用于治疗铅中毒。

②二巯丙醇：用于治疗砷、汞中毒。

③二巯丙醇磺酸钠：用于治疗汞、砷、铜、锑等中毒。

④二巯丁二酸钠：用于治疗锑、铅、汞、砷、铜等中毒。

2）高铁血红蛋白血症解毒药小剂量亚甲蓝（美蓝）用于治疗亚硝酸盐、苯胺、硝基苯等中毒引起的高铁血红蛋白血症。

3）氰化物中毒。氰化物中毒一般采用亚硝酸盐－硫代硫酸钠疗法。

4）有机磷农药中毒解毒药。阿托品、解磷定等。

5）中枢神经抑制剂解毒药。

①纳洛酮：阿片类麻醉药的解毒药。

②氟马西尼：苯二氮类中毒的拮抗药。

（5）对症治疗。

# 20. 发生急性中毒时如何急救？

发生中毒后，可分除毒、解毒和对症救护三步进行急救。

（1）除毒方法：

1）吸入毒物的急救。应立即将病人救离中毒现场，搬至空气新鲜的地方，解开衣领，以保持呼吸道的通畅，同时可吸入氧气。病人昏迷时，如有假牙要取出，将舌头牵引出来。

2）清除皮肤毒物。迅速使中毒者离开中毒场地，脱去被污染的衣物，皮肤、毛发等彻底清除和清洗，常用流动清水或温水反复冲洗身体，清除沾污的毒性物质。有条件者，可用1％乙酸或1％～2％稀盐酸、酸性果汁冲洗碱性毒物；3％～5％碳酸氢钠或石灰水、小苏打水、肥皂水冲洗酸性毒物。敌百虫中毒忌用碱性溶液冲洗。

3）清除眼内毒物。迅速用0.9％盐水或清水冲洗5～10分钟。酸性毒物用2％碳酸氢钠溶液冲洗，碱性中毒用3％硼酸溶液冲洗。然后可点0.25％氯霉素眼药水，或0.5％金霉素眼药膏以防止感染。无药液时，用微温清水冲洗亦可。

4）经口误服毒物的急救。对于已经明确属口服毒物神志清醒的患者，应马上采取办法，使毒物从体内排出。

①催吐。首先让患者取坐位，上身前倾并饮水约 300～500 毫升（普通的玻璃杯 1 杯），然后嘱病人弯腰低头，面部朝下，抢救者站在病人身旁，手心朝向病人面部，将中指伸到病人口中（若留有长指甲须剪短），用中指指肚向上钩按患者软腭（紧挨上牙的是硬腭，再往后就是软腭），按压软腭造成的刺激可以导致病人呕吐，如图 3—1 所示。呕吐后再让患者饮水并再刺激病人软腭使其

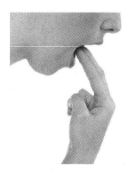

图 3—1　用手指刺激软腭催吐

呕吐，如此反复操作，直到吐出的是清水为止。也可用羽毛、筷子、压舌板，或触摸咽部催吐。催吐可在发病现场进行，也可在送医院的途中进行，总之越早越好。有条件的还可服用 1％硫酸锌溶液 50～100 毫升。必要时用去水吗啡（阿扑吗啡）5 毫克皮下注射。

对下列情况不能实施催吐：口服强酸、强碱等腐蚀性毒物者；吞服石油蒸馏物者；已发生昏迷、抽搐、惊厥者；患有严重心脏病、食道胃底静脉曲张、胃溃疡、主动脉夹层动脉瘤的患者；孕妇。

②洗胃。适应于催吐剂无效或口服非腐蚀性毒物后 6 小时内者。但安眠、镇静剂中毒引起胃肠蠕动减弱，即使超过 6 小时，部分毒物仍可滞留于胃内，多数仍有洗胃的必要。对于清醒者，洗胃越早越好，但神志不清、惊厥抽动、休克、昏迷者忌用。吞服强腐蚀性毒物的患者，插胃管可能引起消化道穿孔或大出血，一般不宜进行。食道静脉曲张患者也不宜洗胃。洗胃只能在医生指导下进行。洗胃液体一般用清水，如条件许可，亦可用下列无强烈刺激性化学液体破坏或中

和胃中毒物。

保护胃黏膜剂：吞服腐蚀性毒物后，可用牛奶、蛋清、米汤、植物油等保护胃黏膜。

溶剂：饮入脂溶性毒物如汽油、煤油等有机溶剂时，可选用液状石蜡，然后再洗胃。

吸附剂：活性炭由胃管灌入可吸附多种毒物。

解毒药：如用 1∶5 000 高锰酸钾液，可使生物碱、蕈类氧化解毒。

中和剂：吞服强酸时可用弱碱如镁乳、氢氧化铝凝胶等中和，不可用碳酸氢钠，因其遇酸后可生成二氧化碳，使胃肠充气鼓胀，有造成穿孔的危险。强碱可用食醋、果汁等弱酸类物质中和。

沉淀剂：有些化学物质与毒物作用，生成溶解度低、毒性小的物质，因而可用作洗胃。乳酸钙或葡萄糖酸钙与氟化物或草酸盐作用，生成氟化钙或草酸钙沉淀。

③灌肠。清洗肠内毒物，防止吸收。腐蚀性毒物中毒可灌入蛋清、米汤、淀粉糊、牛奶等，以保护胃肠黏膜，延缓毒物的吸收；口服炭末、白陶土有吸附毒物的功能；如由皮下、肌肉注射引起的中毒，时间还不长，可在原针处周围肌肉注射 1% 肾上腺素 0.5 毫克以延缓吸收。

④导泻。应用泻药的目的是清除进入肠道的毒物。导泻常用盐类泻药，如硫酸钠或硫酸镁 15～30 克加水 200 毫升，口服或胃管灌入。镁离子对中枢神经系统有抑制作用，肾功能不全或昏迷患者及磷化锌和有机磷中毒晚期者均不宜使用。一般不用油类泻药以防促进脂溶性毒物吸收。

5）以下方法可促使已到体内的毒物排除。

①利尿排毒。大量饮水、喝茶水都有利尿排毒作用；亦可口服速尿 20～40 毫克。

②静脉注射排毒。用 5％葡萄糖 40～60 毫升，加维生素 C 500 毫克静脉点滴。

③换血排毒。常用于毒性极大的氰化物、砷化物中毒，可将病人的血液换成同型健康人的血。

④透析排毒。在医院可做血液腹膜、结肠透析以清除毒物。

6）镇静和保暖是抢救过程中减少耗氧极为重要的环节。常用镇静药物非那根 25 毫克、安定 10 毫克肌肉注射。

（2）解毒和对症急救。关于解毒和对症急救需在医院进行。

（3）给予病人生命支持。在医生到达之前或在送病人去医院途中，对已发生昏迷的病人使其采取正确体位，防止窒息；对已发生心跳、呼吸停止的病人实施心肺复苏等。

# 21. 刺激性气体中毒时如何急救？

刺激性气体过量吸入可引起以呼吸道刺激、炎症乃至肺水肿为主要表现的疾病状态，称为刺激性气体中毒。

（1）主要毒物。最常见的刺激性气体可大致分为如下几类：

1）酸类和成酸化合物，如硫酸、盐酸、硝酸、氢氟酸等酸雾；成酸氧化物（酸酐），如二氧化硫、二氧化氮、五氧化二氮、五氧化二磷等；成酸氢化物，如氟化氢、氯化氢、溴化氢、硫化氢等。

2）氨和胺类化合物，如氨、甲胺、乙胺、乙二胺、乙烯胺等。

3）卤素及卤素化合物，以氯气及含氯化合物（如光气）最为常见。近年来有机氟化物中毒也有增多，如八氟异丁烯、二氟一氯甲烷裂解气、氟利昂、聚四氟乙烯热裂解气等。

4）金属或类金属化合物，如氧化镉、羰基镍、五氧化二钒、硒等。

5）酯、醛、酮、醚等有机化合物，前两种刺激性尤强，如硫酸二甲酯、甲醛等。

6）化学武器，如刺激性毒剂（苯氯乙酮、亚当气等）、糜烂性毒剂（芥子气、氮芥气）等。

7）其他，如臭氧也为一重要病因，它常被用作消毒剂、漂白剂、强氧化剂。空气中的氧在高温或短波紫外线照射下也可转化为臭氧，最常见于氩弧焊、X光机、紫外线灯管、复印机等设备。现代建筑材料、家具、室内装饰中已广泛采用高分子聚合物，故其失火时烟雾中常含有大量具有刺激性的热解物，如氮氧化物、氯气、氯化氢、光气、氨气等，应引起注意。

（2）刺激性气体的毒性作用。刺激性气体主要毒性在于它们对呼吸系统的刺激及损伤作用，这是因为它们可在黏膜表面形成具有强烈腐蚀作用的物质，如酸类物质或成酸化合物、氨或胺类化合物、醋类、光气等。

有的刺激性气体本身就是强氧化剂，如臭氧，可直接引起过氧化损伤。

上述损伤作用发生在呼吸道则可引起刺激反应，严重者可导致化学性炎症、水肿、充血、出血，甚至黏膜坏死；发生在肺泡，则可引起化学性肺水肿。化学物质的刺激性还可引起支气管痉挛及分泌物增加，进一步加重可导致肺水肿。

（3）刺激性气体中毒症状。刺激性气体中毒主要存在三种中毒症状。

1）化学性（或称中毒性）呼吸道炎。主要因刺激性气体对呼吸道黏膜的直接刺激损伤作用所引起。水溶性越大的刺激性气体，对上呼吸道的损伤作用也越强，其进入深部肺组织的量相应较少，如氯气、氨气、二氧化硫、各种酸雾等。此时，可同时见有鼻炎、咽喉炎、气管炎、支气管炎等表现及眼部刺激症状，如喷嚏、流涕、流泪、畏光、眼痛、喉干、咽痛、声嘶、咳嗽、咯痰等，严重时可有血痰及气急、胸闷、胸痛等症状；高浓度刺激性气体吸入可因喉头水肿而致明显缺氧、紫绀，有时甚至引起喉头痉挛，导致窒息死亡。较重的化学性呼吸道炎可出现头痛、头晕、乏力、心悸、恶心等全身症状。轻度刺激性气体中毒或高浓度刺激性气体吸入早期，应及时脱离中毒现场，给予适当处理后多能很快康复。

2）化学性（中毒性）肺炎。主要是进入呼吸道深部的刺激性气体对细支气管及肺泡上皮的刺激损伤作用引起中毒性肺炎，常见表现除有呼吸道刺激症状外，主要表现为较明显的胸闷、胸痛、呼吸急促、咳嗽、痰多，甚至咯血；体温多有中度升高，伴有较明显的全身症状，如头痛、畏寒、乏力、恶心、呕吐等，一般可持续3～5天。

3）化学性（中毒性）肺水肿。肺水肿是吸入刺激性气体后最严重的表现，如吸入高浓度刺激性气体可在短期内迅速出现严重的肺水肿，但在一般情况下，化学性肺水肿多由化学性呼吸道炎乃至化学性肺炎演变而来，如积极采取措施，减轻乃至防止肺水肿的发生，对改善预后有重要意义。

肺水肿主要特点是突然发生呼吸急促、严重胸闷气憋、剧烈咳嗽，大量泡沫痰，呼吸常达30～40次/分钟以上，并伴明显紫绀、烦躁不安、大汗淋漓，不能平卧。多数化学性肺水肿治愈后不留后遗症，但有些刺激性气体，如光气、氮氧化物、有机氟热裂解气等可引起肺水肿，在恢复2～6周后可能出现逐渐加重的咳嗽、发热、呼吸困难，甚至死于急性呼吸衰竭；还有些危险化学品，如氯气、氨气等可导致慢性堵塞性肺疾患；有机氟化合物、现代建筑失火烟雾等则可引起肺间质纤维化等。

（4）刺激性气体中毒的急救措施。刺激性气体中毒现场急救原则是迅速将伤员脱离事故现场，对无心跳、呼吸者采取人工呼吸和心肺复苏。

1）群体性刺激性气体中毒救护措施。

①根据初步了解的事故规模、严重程度，做好药品、器材及特殊检验、特殊检查方面的准备工作，并与有关科室联络，以便协助处理伤员。

②根据随伤员转送来的资料，按病情分级安排病房，并在入院检查后根据病情进展情况随时进行调整。各级伤员应统一巡诊，分工负责，严密观察，及时处置。原则上凡有急性刺激性气体吸入者，都应留院观察至少 24 小时。

③严格病房无菌观念及隔离消毒制度，观察期及危重伤员应谢绝探视，保证病房安静清洁的治疗环境。

2）早期（诱导期）的治疗处理。

①所有伤员，包括留观者，应尽早进行 X 光胸片检查，记录液体出入量，静卧休息。

②积极改善症状，如剧咳者可使用祛痰止咳剂，包括适当使用强力中枢性镇咳剂；躁动不安者可给予镇静剂，如安定、非那根；支气管痉挛时可用异丙基肾上腺素气雾剂吸入或氨茶碱静脉注射；中和药物雾化吸入有助于缓解呼吸道刺激症状，其中加入糖皮质激素、氨茶碱等效果更好。

③适度给氧。多用鼻塞或面罩，进入肺内之氧浓度应小于 55％；

慎用机械正压给氧，以免诱发气道坏死组织堵塞、纵膈气肿、气胸等。

④严格避免任何增加心肺负荷的活动，如体力负荷、情绪激动、剧咳、排便困难、过快过量输液等，必要时可使用药物进行控制，并可适当利尿脱水。

⑤抗感染。

⑥采用抗自由基制剂及钙通道阻滞剂，以在亚细胞水平上切断肺水肿的发生环节。

## 22. 氯气中毒时如何急救？

氯气为黄绿色、具有异臭和强烈刺激性气味的气体，在高压下液化为液态氯。易溶于水和碱溶液，也易溶于二硫化碳和四氯化碳等有机溶剂。遇水首先生成次氯酸和氯化氢，次氯酸又可再分解为氯化氢和新生态氧，因此，是强氧化剂和漂白剂。在高热条件下与一氧化碳作用，生成毒性更大的光气。

工业上氯气常用于氯碱工业，制造杀虫剂、漂白剂、消毒剂、溶剂、颜料、塑料、合成纤维等。还可制造盐酸、光气、氯化苯、氯乙醇、氯乙烯、三氯乙烯、过氯乙烯等各种氯化物。应用在制药业、皮革业、造纸业、印染业以及医院、游泳池、自来水的消毒等。

氯气主要由呼吸道吸入，作用于支气管、细支气管和肺泡。其损害作用主要由氯化氢和次氯酸所致，尤其后者可透过细胞膜破坏其完整性、通透性及肺泡壁的气—血、气—液屏障，使大量浆液渗透至组织，重者形成肺水肿。还可直接作用于心肌，特别是心脏传导系统。

吸入氯气后通常有以下症状：

（1）吸入后立即出现眼睛和上呼吸道刺激反应，如羞明、流泪、咽痛、呛咳等，继之咳嗽加剧出现胸闷、气急、胸骨后疼痛、呼吸困难或哮喘样发作等症状；有时伴有恶心、呕吐、腹胀、上腹痛等消化系统症状，或头晕、头痛、烦躁、嗜睡等神经系统症状。吸入者可在1小时内出现肺水肿，少数患者12小时内出现。严重者呈急性呼吸窘迫综合征。

（2）吸入极高浓度的氯时，可致喉头痉挛窒息死亡或陷入昏迷；出现脑水肿或中毒性休克，甚至心跳骤停而电击式死亡。可引起支气管黏膜坏死脱落，甚至导致窒息。国内曾有因支气管黏膜脱落导致呼吸停止达6次的病例报道。

（3）部分可呈反应性气道功能不全综合征，表现为哮喘，两肺可闻弥漫性哮鸣音，并再次接触氯气或其他刺激性气体易诱发哮喘。

（4）少数重症者可发生肺部感染、上消化道出血、气胸及纵隔气肿等并发症。

吸入氯气的急救措施有：

（1）立即脱离接触，保持安静及保暖。出现刺激反应者，至少严密观察12小时，并用清水彻底冲洗污染的眼睛和皮肤。

（2）早期合理氧疗。在发生严重肺水肿或急性呼吸窘迫综合征时，可给予鼻、面罩持续正压通气或呼吸末正压通气疗法。呼气末压力不宜超过0.49千帕（5厘米水柱）。也可用高频喷射通气疗法（通气频率为80～100次/分钟，驱动压在40～58千帕）。此外可考虑肺外给氧，如应用光量子血疗法。

（3）应用肾上腺糖皮质激素，应早期、足量、短程应用，如地塞米松20～80毫克/天。

（4）维持呼吸道畅通。可给予支气管解痉剂，如喘定、氨茶碱等，药物雾化吸入，必要时切开气管，慎用气管插管。

（5）去泡沫剂。肺水肿时可用二甲基硅油气雾剂，每次 $0.5\sim1$ 瓶，咳泡沫痰者 $1\sim3$ 瓶，间断使用至肺部啰音明显减少。

（6）控制液体摄入量。病程早期就应控制进液量，适当应用利尿剂，一般不用脱水剂。但中、重度中毒者应注意防止休克，补充血容量，纠正酸中毒，适当使用血管活性药物，并可联合使用 $654-2$，以改善微循环。

（7）积极防治肺部感染，合理使用抗生素以及防止并发症发生。

## 23. 氨中毒时如何急救？

氨（$NH_3$）为无色气体，具有强烈辛辣刺激性气味。对皮肤黏膜和呼吸道有刺激和腐蚀作用。引起急性呼吸系统损害，常伴有眼睛和皮肤灼伤。空气中氨气质量浓度达 $500\sim700$ 毫克/米$^3$ 时，可发生呼吸道严重中毒症状。如达到 $3\,500\sim7\,500$ 毫克/米$^3$ 时，可出现"闪电式"死亡。

氨中毒后有以下症状：

（1）刺激反应。有一过性的眼睛和上呼吸道刺激症状，如流泪、流涕、呛咳等，肺部无阳性体征等。

（2）轻度中毒。有明显的眼部和上呼吸道刺激症状和体征。肺部有干性啰音。胸部 X 光胸片显示支气管炎或支气管周围炎。

（3）中度中毒。有声音嘶哑、咳嗽剧烈、呼吸困难，肺部有干、湿啰音或胸部 X 光胸片显示肺炎或间质性肺水肿。

（4）重度中毒。在中度中毒基础上咯大量粉红色泡沫痰，气急、胸闷、心悸、呼吸窘迫、紫绀明显，两肺满布干、湿啰音。胸部 X 光胸片显示严重化学性肺炎或肺泡性肺水肿，或有明显的喉水肿，或支气管黏膜坏死脱落造成窒息，或并发气胸、纵膈气肿。

（5）皮肤接触可见皮肤红肿、水泡、糜烂、角膜炎等。

氨中毒后的急救措施：

（1）迅速离开现场至空气新鲜处，脱去被氨污染的衣服，眼睛、皮肤烧伤时可用清水或 2‰硼酸溶液彻底冲洗，点抗生素眼药水。

（2）保持呼吸道通畅，给予氧疗。

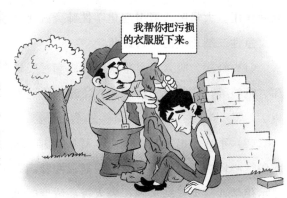

我帮你把污损的衣服脱下来。

（3）积极防治中毒性肺水肿和急性呼吸窘迫综合征，早期、足量、短程应用糖皮质激素及超声雾化吸入。

（4）氨腐蚀性强，呼吸道黏膜受损较重，病情反复。对由气道黏膜脱落引起的窒息或自发性气胸，应做好应急处理的准备，如环甲膜穿刺或气管切开及胸腔穿刺排气等。

（5）重度氨中毒易并发肺部感染，应加强消毒隔离，及早并较长时间应用抗生素。

注意事项：

（1）有明显氨吸入者，应密切医学观察 24～48 小时。

（2）吸入高浓度氨，经现场抢救后呼吸困难，肺部啰音未能缓解者，应在严密抢救监护下转送至专业医疗单位治疗。

（3）吸入高浓度氨，应注意防治喉水肿及上呼吸道黏膜坏死脱落堵塞气道。

## 24. 急性二氧化硫中毒时如何急救？

二氧化硫（$SO_2$）又名亚硫酸酐，为无色气体，有刺激性气味，溶于水，在眼、鼻及上呼吸道黏膜处水解成亚硫酸，对局部有强烈的刺激作用。大量吸入可引起化学性肺炎或化学性肺水肿。

急性二氧化硫的中毒症状：

（1）轻症。吸入后可很快出现眼和呼吸道刺激症状。有流泪、流涕、呛咳等，或闻及干性啰音。X 光胸片显示支气管炎或支气管周围炎。

（2）重症。出现咳嗽剧烈、呼吸困难、咯粉红色泡沫痰、气急、胸闷、心悸、呼吸窘迫、紫绀明显、两肺满布干、湿啰音。X 光胸片显示化学性肺炎或肺水肿，吸入极高浓度时可立即喉痉挛、水肿而致窒息。

二氧化硫液体或气溶胶与皮肤接触或溅入眼内可引起皮肤灼伤和眼损害。

急性二氧化硫中毒后的急救措施：

（1）迅速离开现场至空气新鲜处，吸氧。有明显刺激反应，即使无客观体征者也应观察 48 小时。

（2）用大量清水冲洗皮肤或用 3％碳酸氢钠溶液冲洗眼睛和漱口，以中和亚硫酸及硫酸。

（3）液体二氧化硫溅入眼内，必须迅速以大量生理盐水或清水冲洗，再滴入地塞米松和抗生素液，或涂以可的松、金霉素眼膏。

## 25. 氯化氢中毒时如何急救？

氯化氢（HCl）是一种无色气体，具有强烈刺激性气味。在空气中呈白色的烟雾，易溶于水，成为盐酸，能与多种金属及非金属作用。工业上接触氯化氢的行业有化学、石油、冶金、印染等。

氯化氢的中毒症状：

氯化氢对人体的影响分为急性中毒和慢性损害。急性中毒多见于意外事故中，主要表现为头痛、头昏、恶心、咽痛、眼痛、咳嗽、声音嘶哑、呼吸困难、胸痛、胸闷，有的有咯血。严重者可引起化学性肺炎、肺水肿、肺不张等病症。长期在超过 15 毫克/米$^3$ 浓度的环境下工作，会造成牙齿酸蚀症、慢性支气管炎等慢性病变。

氯化氢中毒的急救措施：

急性吸入中毒时，立即脱离现场，除去被污染的衣物，注意保持呼吸道通畅。盐酸烟雾所致急性气管炎时，可用 4％碳酸氢钠溶液雾化吸入，必要时给氧。如刺激症状明显，咳嗽频繁，并有气急、胸闷等症状，可以 0.5％异丙基肾上腺素 1 毫升及地塞米松 2 毫克雾化吸入。

误服中毒时严禁洗胃，也不可催吐，以免加重损伤或引起胃穿孔。可用 2.5％氧化镁溶液、牛奶、豆浆、蛋清、花生油等口服。禁用碳酸氢钠洗胃（或口服），以免产生二氧化碳而增加胃穿孔的危险。

皮肤接触氯化氢时，脱去污染的衣服，立即用大量清水彻底冲洗，灼伤处用 5％碳酸氢钠液洗涤，然后处理创面方法同烧伤相同。溅入眼内，立即以大量温水冲洗，然后以 2％碳酸氢钠或生理盐水冲洗，最后用可的松眼液滴眼。创面较大时，需用抗生素预防感染。

# 26. 氮氧化物中毒时如何急救？

氮氧化物是氮和氧化合物的总称。有 NO、$NO_2$、$N_2O$、$N_2O_3$、$N_2O_4$、$N_2O_5$ 等，其毒性主要取决于二氧化氮的含量。二氧化氮水溶性差，主要作用于深部呼吸道，遇呼吸道中的水分或水蒸气可形成硝酸，对肺组织产生强烈的刺激与腐蚀作用。

氮氧化物的中毒症状：

（1）刺激反应。如有氮氧化物气体吸入史，临床表现仅有一过性咳嗽、胸闷。胸部 X 光检查无异常征象。

（2）轻度中毒出现胸闷、咳嗽、咯痰等，可伴轻度头晕、头痛、无力、心悸、恶心等症状，胸部有散在干啰音。X 光胸片显示支气管炎或支气管周围炎征象。

（3）中度中毒有呼吸困难、胸部紧迫感、咳嗽加剧、咯痰或咯血丝痰，常伴有头晕、头痛、无力、心悸、恶心等症状。体征可有轻度紫绀，两肺可闻干、湿啰音。X 光胸片显示化学性支气管肺炎、间质性肺水肿或局灶型肺泡肺水肿征象。

（4）重度中毒时呼吸窘迫、咳嗽加剧、咯大量白色或粉红色泡沫痰、明显紫绀，两肺满布干、湿啰音，X 光胸片显示化学性肺泡性肺水肿征象；可并发气胸、纵膈及皮下气肿等；窒息或昏迷。

氮氧化物中毒的急救措施：

（1）迅速将病人移离中毒现场至空气新鲜处，静卧、保暖、立即吸氧保持呼吸道通畅。

（2）对密切接触者需严密观察 24～72 小时，注意病情变化。

（3）防治化学性肺水肿，早期、足量、短程应用糖皮质激素及消泡剂二甲基硅油。

## 27. 窒息性气体中毒时如何急救？

窒息性气体过量吸入可造成机体以缺氧为主要环节的疾病状态，称之为窒息气体中毒。

窒息性气体中毒是最常见的急性中毒。据全国职业病发病统计资料，窒息性气体中毒高居急性中毒之首，由其造成的死亡人数占急性职业中毒总死亡数的 65%。根据这些窒息性气体毒作用的不同，可将其大致分为三类。

（1）单纯窒息性气体。属于这一类的常见窒息性气体有：氮气、甲烷、乙烷、丙烷、乙烯、丙烯、二氧化碳、水蒸气及氩、氖等惰性气体。这类气体本身的毒性很低，或属惰性气体，但若在空气中大量存在可使吸入气中氧含量明显降低，导致机体缺氧。正常情况下，空气中氧含量约为 20.96%，若氧含量小于 16%，即可造成呼吸困难；氧含量小于 10%，则可引起昏迷甚至死亡。

（2）血液窒息性气体。常见的有一氧化碳、一氧化氮、苯的硝基或氨基化合物蒸气等。血液窒息性气体的毒性在于它们能明显降低血红蛋白对氧气的化学结合能力，从而造成组织供氧障碍。

（3）细胞窒息性气体。常见的是氰化氢和硫化氢。这类毒物主要作用于细胞内的呼吸酶，阻碍细胞对氧的利用，故此类毒物也称细胞窒息性毒物。

接触窒息性气体有以下几种中毒症状：

（1）缺氧表现。缺氧是窒息性气体中毒的共同致病环节，故缺氧症状是各种窒息性气体中毒的共有表现。轻度缺氧时主要表现为注意力不集中、智力减退、定向力障碍、头痛、头晕、乏力；缺氧较重时可有耳鸣、呕吐、嗜睡、烦躁、惊厥或抽搐，甚至昏迷等症状。但上述症状往往被不同窒息性气体的独特毒性所干扰或掩盖，故并非不同窒息性气体引起的相近程度的缺氧都有相同的临床表现。如能及时治疗处理，使脑缺氧尽早改善，常可避免发生严重的脑水肿。

（2）急性颅压升高表现：

1）头痛是早期的主要症状，为全头痛，前额尤其明显，程度甚剧，任何可增加颅内压的因素，如咳嗽、喷嚏、排便，甚至突然转头均可使头痛明显加重。

2）呕吐是颅内压增高的常见症状，主要因延髓的呕吐中枢受压所致，但窒息性气体中毒所致脑水肿以细胞内水肿为主。

3）抽搐，常为频繁的癫痫样抽搐发作，主要因大脑皮层运动区缺血、缺氧或水肿压迫所致；若累及脑干网状结构，则可出现阵发性或持续性肢体强直。

4）视乳头水肿。一般在 2～3 天后才逐渐显现颅内压升高，故中毒早期未能检查视乳头水肿并不能排除脑水肿存在。

5）心血管系统变化。早期可见血压升高、脉搏缓慢，为延髓心血管运动中枢对水肿压迫及缺血缺氧代偿所致；若延髓功能衰竭，则可见血压急剧下降，脉搏亦微弱、快速。

6）呼吸变化。早期表现为呼吸深慢，亦为延髓的代偿性反应；呼吸中枢若有衰竭，则呼吸转为浅慢、不规则，或有叹息样呼吸，严重时可发生呼吸骤停。

7）其他表现。颅内高压刺激耳内迷路和前庭，可引起耳鸣、眩晕；外展神经受压引起外展神经麻痹；延髓交感神经中枢刺激，可导致脑性肺水肿。

窒息性气体中毒的急救措施：

窒息性气体中毒有明显剂量—效应关系，侵入体内的毒物数量越多，危害越大，病情也更为急重，故特别强调尽快中断毒物侵入，解除体内毒物毒性。越早抢救，机体的损伤越小，合并症及后遗症也越少。

（1）中断毒物继续侵入。迅速将伤员脱离危险现场，同时清除衣物及皮肤污染源。如硫化氢中毒伤员应脱去污染工作服；若有氢氰酸、苯胺、硝基苯等液体溅在身上，还应彻底清洗污染的皮肤，不可大意。危重伤员易发生中枢性呼吸循环衰竭，应高度警惕。如有此类情况，应立即进行心肺复苏。

（2）解毒措施。单纯窒息性气体如氮气，并无特殊解毒剂，但二氧化碳吸入可使用呼吸兴奋剂，严重者用机械过度通气，以排出体内过量二氧化碳。

血液窒息性气体如一氧化碳，无特殊解毒药物，但可给高浓度氧吸入以加速一氧化碳血红蛋白解离，可视为解毒措施。苯的氨基或硝基化合物中毒所形成的变性血红蛋白，目前仍以亚甲基蓝还原为最佳的解毒治疗。

细胞窒息性气体如氰化氢，常用亚硝酸钠—硫代硫酸钠疗法进行驱排，近年国内还使用 4-二甲基氨基苯酚等代替亚硝酸钠，也有较好效果；亚甲基蓝也可代替亚硝酸钠，但剂量应大。硫化氢中毒从理论上也可使用氰化氢解毒剂。但硫化氢在体内转化速度很快，且上述措施会生成相当量高铁血红蛋白而降低血液携氧能力，故除非在中毒后立即使用，否则，可能弊大于利。

（3）脑水肿的防治。脑水肿是缺氧引起的最严重后果，也是引起窒息性气体中毒死亡最重要原因，故阻止脑水肿发生为成功抢救急性窒息性中毒的关键。其要点是早期防治，避免脑水肿发生或使危害程度减轻。

# 28. 一氧化碳中毒时如何急救？

一氧化碳中毒，亦称煤气中毒。一氧化碳是无色、无味的气体，故易于忽略而致中毒。常见于家庭居室通风差的情况下煤炉产生的煤气或煤气管道漏气或工业生产煤气以及矿井中的一氧化碳吸入而致中毒。

吸入一氧化碳有以下中毒症状：

（1）轻度中毒。患者可出现头痛、头晕、失眠、视物模糊、耳鸣、恶心、呕吐、全身乏力、心动过速、短暂昏厥。血中碳氧血红蛋白含量达10％～20％。

（2）中度中毒。除上述症状加重外，口唇、指甲、皮肤黏膜出现樱桃红色，多汗，血压先升高后降低，心率加速，心律失常，烦躁，一时性感觉和运动分离（即尚有思维，但不能行动）。症状继续加重，可出现嗜睡、昏迷。血中碳氧血红蛋白约在30％～40％。经及时抢救，可较快清醒，一般无并发症和后遗症。

（3）重度中毒。患者迅速进入昏迷状态。初期四肢肌张力增加，或有阵发性强直性痉挛；晚期肌张力显著降低，患者面色苍白或青紫，血压下降，瞳孔散大，最后因呼吸麻痹而死亡。经抢救存活者可有严重合并症及后遗症。

（4）后遗症。中、重度中毒病人有神经衰弱、震颤、麻痹、偏瘫、偏盲、失语、吞咽困难、智力障碍、中毒性精神病或去大脑强直。部分患者可发生继发性脑病。

一氧化碳中毒的急救措施：

（1）抢救人员在进入现场时应加强通风，佩戴一氧化碳防毒面具。

（2）使患者尽快脱离现场，呼吸新鲜空气，有条件的可给纯氧。

（3）对一氧化碳中毒患者要加强现场抢救，心脏停搏、呼吸骤停者应立即进行心脏复苏。严重中毒者应将患者送往有高压氧舱设备的医院进行治疗。

（4）昏迷者伴有高热和抽搐时，应给予头部降温为主的冬眠疗法。

（5）防治并发症，主要是控制脑水肿及肺水肿，纠正水、电解质、酸碱失衡等。

（6）低血压或休克，除采取一般抗休克综合治疗外。早期现场急救可应用抗休克裤。

（7）抽搐时立即静脉注射安定 10 毫克。严重抽搐者可在气管插管后静脉注射硫贲妥钠。

# 29. 光气中毒时如何急救？

光气又称碳酰氯（$COCl_2$），是一种无色透明或白色的液体，极易挥发，沸点为 8.2 摄氏度，气体比空气重 3.5 倍，易溶于水。光气广泛应用于许多化学工业上。在制造光气时，生产过程密闭不好造成泄漏及室内通风不良、火灾皆会造成中毒。

光气的毒理作用与氯气相似，但比氯气强 15.5 倍，具有强烈的刺激及腐蚀性，它对细小支气管，尤其是肺泡的毒性极强，造成肺毛细血管内皮损伤，渗透性增高，病人多发生肺水肿。这样，可导致病人缺乏氧气逐渐窒息。再则，血液因其血浆总量之 1/3～1/2 渗入肺泡，血液高度浓缩黏稠，血色素常超过 140％，致使心脏因血液过于黏稠而使循环发生困难，也加重了缺氧。

光气中毒有以下症状：

（1）吸入高浓度的光气，如每立方米空气含光气 150 毫克以上时，只需半小时即可使人致亡。

（2）中毒时，病人先有局部刺激症状，同氯气中毒相似，如两眼烧灼、咽喉干燥发热，以后迅速出现刺激性咳嗽、咯痰（痰中带血）、呼吸变快、喘息、面部青紫，病人血压逐渐下降，脉搏细弱无力，全身皮肤转为灰白色，最后可因呼吸、循环衰竭而死亡。亦有当时未死者，但多伴有继发感染致死。

（3）中毒较轻时，出现一般呼吸道炎症，经治疗多能痊愈。

光气中毒的急救措施：

原则上与氯气中毒之急救治疗相同，但因其中毒症状比氯气中毒重，故在治疗、护理上更应积极慎重。

## 30. 甲醛中毒时如何急救？

常温下甲醛是一种无色、有强烈刺激性气味的气体；易溶于水、醇和醚。其 40%的水溶液称为福尔马林，沸点为 19 摄氏度，在医学和农业上常用作防腐剂和消毒剂。甲醛的化学性质活泼，有较强的还原性，容易聚合成多聚甲醛，受热后解聚成甲醛。常温下甲醛可以燃烧，与空气混合可发生爆炸。"吊白块"（即甲醛亚硫酸氢钠）在 60 摄氏度以上分解可以释放出甲醛，"吊白块"已经被世界卫生组织确定为可疑致癌和致畸物质。

甲醛是现代化学工业中生产酚醛树脂、脲醛树脂、建筑材料、绝缘材料、人造纤维、橡胶、染料、炸药、消毒剂和防腐剂等的重要原料。装修材料及家具中的胶合板、大芯板、中密度纤维板、刨花板（碎料板）的黏合剂遇热、潮解时就有甲醛释放出来；用甲醛做防腐剂的涂料、化纤地毯、化妆品等产品以及含有胶水的服装、箱包等都是室内最主要的甲醛释放源。现在，甲醛是公认的室内空气污染代表性的化学物质，甲醛在空气中允许的最高浓度为 1 毫克/米$^3$。

甲醛对皮肤和黏膜有强烈的刺激作用，可经呼吸道吸收。其水溶液"福尔马林"，常用于保存动物标本，不致腐烂，可经消化道吸收。

甲醛使细胞中的蛋白质凝固变性，抑制一切细胞功能。甲醛在体内可生成甲醇而对视丘及视网膜有强烈的损害作用。甲醛对生物体有遗传毒性，同时也是一种诱变剂，有致癌性。

甲醛中毒有以下症状：

（1）轻度中毒表现为对眼、呼吸道刺激作用。

（2）中度中毒可出现头痛、乏力、咳嗽，呼吸困难等症状。

（3）高度中毒可出现喉、肺水肿、昏迷、休克等。

甲醛中毒的急救措施：

（1）对于吸入中毒患者，速将其移离现场，脱去污染衣物，吸氧。

（2）可给予稀氨蒸气吸入。

（3）甲醛污染皮肤时，要立即用清水冲洗，然后用2％的碳酸氢钠溶液清洗。

（4）若为口服中毒，用温水加尿素60克，或适量活性炭洗胃，然后口服牛奶、蛋清或豆浆以保护胃黏膜。

## 31. 天然气中毒时如何急救？

天然气的主要成分是甲烷、乙烷、丙烷及丁烷等低分子量的烷烃，还含有少量的硫化氢、二氧化碳、氢、氮等气体。常用的天然气含甲烷85％以上。常因火灾、事故中漏气、爆炸而中毒。

天然气中毒有以下症状：

（1）主要为窒息，若同时含有硫化氢则毒性增加。

（2）早期有头晕、头痛、恶心、呕吐、乏力等。

（3）严重者出现直视、昏迷、呼吸困难、四肢强直、去大脑皮质综合征等。

天然气中毒的急救措施：

（1）迅速将病人脱离中毒现场，吸氧或新鲜空气。

（2）对有意识障碍者，以改善缺氧，解除脑血管痉挛、消除脑水肿为主。可吸氧，用氟美松、甘露醇、速尿等静滴，并用脑细胞代谢剂如细胞色素 C、ATP、维生素 $B_6$ 和辅酶 A 等静滴。

（3）轻症患者仅做一般对症处理。

## 32. 液化石油气中毒时如何急救？

液化石油气的主要成分为丙烷、丙烯、丁烷、丁烯，组成液化石油气的全体碳氢化合物均有较强的麻醉作用。但因它们在血液中的溶解度很小，常压条件下，对机体的生理功能无影响，若空气中的液化石油气浓度很高，从而使空气中氧含量减低时，就能使人窒息。

液化石油气中毒有以下症状：

（1）中毒后有头晕、乏力、恶心、呕吐，并有四肢麻木及手套袜筒的感觉障碍。

（2）接触高浓度时可使人昏迷。

液化石油气中毒的急救措施：

（1）迅速将伤员脱离现场，解衣宽带，保暖，吸氧。

（2）使用脑细胞代谢剂。如细胞色素 C、APT、辅酶 A 和维生素 C、维生素 $B_1$、维生素 $B_6$、维生素 $B_{12}$ 等静滴。

（3）有呼吸衰竭者可用呼吸兴奋剂如可拉明、洛贝林等。

## 33. 硫化氢中毒时如何急救？

硫化氢为无色气体，有臭鸡蛋味。相对密度 1.19 克/升，比空气重。易溶于水，亦溶于醇类、石油溶剂和原油中。

硫化氢是窒息性气体。吸入的硫化氢进入血液分布至全身，与细胞内线粒体中的细胞色素氧化酶结合，使其失去传递电子的能力，造成细胞缺氧，这与氰化物中毒有相似之处。硫化氢还可能与体内谷胱甘肽中的巯基结合，使谷胱甘肽失活，影响生物氧化过程，加重了组织缺氧。高浓度（1 000毫克/米$^3$以上）硫化氢，主要通过对嗅神经、呼吸道及颈动脉窦和主动脉体的化学感受器的直接刺激，传入中枢神经系统，先是兴奋，迅即转入抑制，发生呼吸麻痹，以至于"电击样中毒"。硫化氢接触湿润黏膜，与液体中的钠离子反应生成硫化钠，对眼和呼吸道产生刺激和腐蚀，可致眼结膜炎、呼吸道炎症，甚至肺水肿。由于阻断细胞氧化过程，心肌缺氧，可发生弥漫性中毒性心肌病。

不同浓度硫化氢对人的影响见表3—1。

表3—1　　　　　　　　　不同浓度硫化氢对人的影响

| 浓度（毫克/米$^3$） | 接触时间 | 毒性反应 |
| --- | --- | --- |
| 1 400 | 立即 | 昏迷并因呼吸麻痹而死亡，除非立即人工呼吸急救。于此浓度时嗅觉立即疲劳 |
| 1 000 | 数秒钟 | 很快引起急性中毒，出现明显的全身症状。开始呼吸加快，接着呼吸麻痹而死亡 |
| 760 | 15～60分钟 | 可能引起生命危险，发生肺水肿、支气管炎及肺炎。接触时间更长者，可引起头痛、头昏、兴奋、步态不稳、恶心、呕吐、鼻和咽喉发干及疼痛、咳嗽、排尿困难等 |
| 300 | 1小时 | 可引起严重反应，眼睛和呼吸道黏膜有强烈刺激症状，并引起神经系统抑制，6～8分钟即出现急性眼刺激症状。长期接触可引起肺水肿 |
| 70～150 | 1～2小时 | 出现眼及呼吸道刺激症状。长期接触可引起亚急性或慢性结膜炎。吸入2～15分钟即发生嗅觉疲劳 |

续表

| 浓度（毫克/米³） | 接触时间 | 毒性反应 |
|---|---|---|
| 30～40 | — | 虽臭味强烈，仍能忍耐，这是可能引起局部刺激及全身性症状的阈浓度 |
| 4～7 | — | 中等强度难闻臭味 |
| 0～4 | — | 明显嗅出 |

注：15毫克/米³ 为硫化氢的阈限浓度值，硫化氢浓度达到此浓度时需要报警；30毫克/米³ 为硫化氢的安全临界浓度；150毫克/米³ 为硫化氢的危险临界浓度，当硫化氢浓度超过此浓度时，可能会对人造成永久性伤害。

硫化氢有以下中毒症状：

（1）刺激反应。有眼刺痛、畏光、流泪、流涕、咽喉部烧灼感等症状，脱离接触很快恢复。

（2）轻度中毒。有眼刺痛、畏光、流泪、眼睑浮肿、眼结膜充血、水肿、角膜上皮混浊等急性角膜、结膜炎表现；有咳嗽、胸闷，肺部可闻及干、湿性啰音，X光胸片可显示肺纹理增强等急性支气管周围炎征象；可伴有头痛、头晕、恶心、呕吐等症状。

（3）中度中毒。有明显的头痛、头晕并出现轻度意识障碍；有咳嗽、胸闷，肺部闻及干、湿啰音；X光胸片显示两肺纹理模糊，有广泛的网状阴影或散在细粒状的阴影，肺野透亮度降低或出现片状密度增高阴影，显示间质性肺水肿或支气管肺炎。

（4）重度中毒。表现为昏迷、肺泡性肺水肿、心肌炎、呼吸循环衰竭或猝死。

在现场立即陷入昏迷的病人应与一氧化碳、氰化物、芳香烃类急性中毒及脑血管意外、心肌梗死相区别。了解病史及接触史，就不易误诊。绝大多数患者的肺水肿和心肌损害出现在24小时内，但少数患者可在昏迷好转后发生，甚至一周后方出现"迟发性"肺水肿及心肌损害。所以对急性中毒者要密切观察，及早发现，及时治疗。

硫化氢中毒的急救措施：

（1）迅速将病人移离中毒现场至空气新鲜处，立即吸氧并保持呼吸道通畅。

（2）呼吸抑制者给予呼吸兴奋剂，心跳及呼吸停止者，应立即施行人工呼吸和胸外心脏按压术，直至送到医院。切忌口对口人工呼吸，宜采用胸廓挤压式人工呼吸。

（3）氧疗，鼻导管或面罩持续给氧，中、重度中毒者给予高压氧治疗。

（4）眼部冲洗，用生理盐水或 2% 碳酸氢钠溶液冲洗，出现的化学性炎症到眼科进行治疗。

（5）严重者速送医院抢救。

预防硫化氢中毒的措施：

（1）进入可疑作业场所前，应用硫化氢检气管监测硫化氢浓度，或用浸有 2% 乙酸（醋酸）铅的湿试

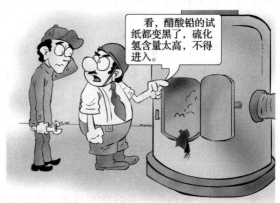

纸暴露于作业场所 30 秒钟，如试纸变为棕色至黑色，则严禁入场作业。

（2）进入高浓度硫化氢场所，应有人在危险区外监护，作业工人应佩戴供氧式面具，身上绑好救护带。

（3）发现有人晕倒在现场，切忌无防护入场救护，应佩戴防毒面具。

（4）可能发生硫化氢泄漏的生产场所，安装自动报警仪。

（5）接触硫化氢的工人加强中毒预防及急救培训。

（6）生产过程密闭化，加强通风排毒。

（7）眼、心脏、肺和中枢神经系统疾病为职业禁忌证。

# 34. 汞及其化合物中毒时如何急救？

汞，即水银，是一种银白色液态金属，很易挥发，温度越高，挥发越快、越多。易溶于稀硝酸，可溶于类脂质。汞化合物分为无机汞和有机汞两大类。常用的无机汞有雷汞、硝酸汞、砷酸汞、氰化汞、氯化汞（升汞）；常用的有机汞有氯化乙基汞、乙酸苯汞、磷酸乙基汞、磺胺苯汞。

汞及其化合物引起的中毒，主要是从呼吸道吸入大量的金属汞蒸气或汞化合物气溶胶与粉尘，通过肺泡膜后溶于血液类脂质，或与血液中血浆蛋白或血红蛋白结合，干扰细胞的正常代谢，造成细胞损害，可引起中毒。

汞及其化合物的中毒症状：

短期吸入高浓度汞及其化合物蒸气，发病较急，有头晕、头痛、震颤、乏力、低热等全身症状和咳嗽、咯痰、胸闷、胸痛、气促等呼吸道刺激症状。明显的口腔炎及牙周炎，如牙龈红肿、酸痛、糜烂出血、牙齿松动、龈袋积脓、流涎带腥臭味、恶心、呕吐、腹痛、腹泻呈水样或大便带血。部分病人发病1～3天后皮肤出现红色斑丘疹，以头、面部及四肢为多，有融合倾向，可溃破糜烂。

重症病人可发生急性间质性肺炎。误服中毒可发生急性腐蚀性胃肠炎及坏死性肾病。

（1）汞烟尘大量吸入。因高温而弥散到空气中的汞烟尘，引起类似"铸造热"或"烟尘热"的寒战、发热等，在几小时内退热。

（2）汞毒性化学性肺炎。大量吸入因高热而弥散到空气中的汞烟尘，引起化学性肺炎，有发热、咳嗽等症状，X光胸片显示部分肺野模糊阴影。

（3）急性汞毒性肾病。主要见于误服升汞等水溶性很高的药物，皮肤大量接触热的含汞液体而致灼伤时也可发生。先出现明显的消化道症状如恶心、呕吐，继之出现少尿、无尿、蛋白尿、血液中尿素氮明显升高等中毒性肾病的表现。

（4）急性汞毒性皮肤损害。见于皮肤直接接触汞及其化合物的病人，接触处出现丘疹样或斑片状红肿。

（5）金属汞进入体内。一般由咬碎体温表、误服金属汞、将金属汞注入静脉所致。金属汞小滴的表面面积与汞蒸气或烟尘相比，极为有限，一般不致引起明显的汞中毒征象，但X光片可显示金属汞小滴存在的部位及数量。

汞及其化合物中毒的急救措施：

（1）将患者迅速移离现场，到新鲜空气场所。

（2）有条件的吸氧。

（3）速送医院进行驱汞治疗。

（4）对症治疗：

1）按急性肾功能衰竭处理。

2）皮肤损害处理，用3％～5％硫代硫酸钠溶液湿敷。

3）眼部损害处理，用2％硼酸溶液冲洗。

4）口腔炎，用清水或3％双氧水、盐水或0.1％乙酸或氯己定

（洗必泰）溶液漱口，保持口腔清洁。

5）神衰症候群，可选用安定、利眠宁、非那根等口服。

6）误服金属汞者，可口服泻药、牛奶、生蛋清、活性炭使其排出，直至 X 光检查无汞滴发现。静脉注射液体金属汞者要长期观察尿汞，尿汞升高时，按照慢性汞中毒进行治疗。

## 35. 铅及其化合物中毒时如何急救？

铅中毒以无机铅中毒为多见，主要损害神经、消化、造血和肾功能，对内分泌、生殖系统也有影响。现在铅接触女工对子代的影响已引起重视。

铅及其化合物中毒症状：

急性铅中毒是在患者服含铅化合物后，即有恶心呕吐、腹胀、腹绞痛和血压升高等症状，少数患者发生消化道出血和麻痹性肠梗阻。病情严重，发生循环衰竭，数日后出现中毒性肾炎、中毒性肝病和贫血。急性四乙铅中毒的平均潜伏期为 6 天，一般为 6 小时至 11 天。早期症状有头痛、头晕、失眠、食欲不振，继有焦虑、易激动出现。病情恶化出现幻觉、妄想、狂躁、谵妄，全身抽搐甚至瞳孔散大、意识丧失症状。发作可呈间歇性，间歇期间患者常表情痴呆、动作迟缓，说话含混或呈木僵状态。慢性铅中毒的典型症状如贫血、腹绞痛、周围神经病变、腕下垂、脑病等近年来已罕见。目前多见的为轻度中毒患者，症状有头昏、乏力、食欲不振、腹胀、脐周隐痛、便秘和肌肉关节酸痛等非特异性症状。口中金属味和齿龈铅线已很少发现。

铅及其化合物中毒的急救措施：

（1）口服中毒者，可立即给予大量浓茶或温水，刺激咽部以诱导催吐，然后给予牛奶、蛋清、豆浆以保护胃黏膜。

（2）对症急救。对腹痛者可用热敷或口服阿托品 0.5～1.0 毫克；对昏迷者应及时清除口腔内异物，保持呼吸道通畅，防止异物误入气管或呼吸道引起窒息。

（3）经上述现场急救后，应立即送医院抢救，以免耽误时间，危及患者生命。

◎ **专家提示**

急性无机铅中毒大多系口服可溶性铅无机化合物和含铅药物，如黑锡丹、樟丹等引起。慢性铅中毒多见于长期吸入铅烟、铅尘的工人。发病率以铅冶炼和蓄电池制造行业较高，铸字、颜料、釉彩、焊接少见。长期饮含铅锡壶中的酒可引起慢性铅中毒。含铅废气、废水、废渣污染大气、水源和农作物，可危害居民。四乙铅系有机铅化合物，主要用作汽油抗爆剂，可经呼吸道、皮肤、消化道吸收。

# 36. 铬及其化合物中毒时如何急救？

铬是银灰色、质脆而硬的金属。工业上主要用三价或六价铬化合物。常用的铬化合物有氧化铬、三氯化铬、铬酸、氯化铬、铬酸钠、铬酸钾、重铬酸钾等。

除金属铬外，铬化合物都有毒性，以六价铬化合物毒性较大。吸入大量六价铬化合物的粉尘或烟雾，可引起急性呼吸道刺激症状，低浓度时可引起过敏性哮喘。铬酸对皮肤黏膜有刺激和腐蚀作用，长期吸入可致鼻中隔黏膜糜烂、溃疡变薄，甚至侵及鼻中隔软骨引起穿孔等。皮肤接触铬酸可引起难以痊愈的鸟眼型溃疡，即铬疮。

铬及其化合物的中毒症状：

（1）急性吸入中毒主要表现为呼吸道刺激症状，发病较急，有流涕、鼻衄、咳嗽、咯痰、气促、胸闷、胸痛、咽痛发红、头痛、发热等症状，或出现头痛、气促、胸闷、发热、紫绀等哮喘症状。两肺可闻及广泛性哮鸣音、湿啰音。口服中毒对消化道有刺激和腐蚀作用，频繁吐泻，可致脱水。严重者出现少尿、无尿等急性肾功能衰竭征象。有的可出现口唇和指甲紫绀、四肢发凉、血压下降甚至休克、昏迷。

（2）皮肤接触六价铬化合物溶液，可造成皮肤灼伤，表现为红斑、水疱、焦痂，有时呈现边缘隆起中央凹陷的溃疡，称为铬疮。

铬及其化合物中毒的急救措施：

（1）脱离中毒环境，皮肤污染者应及时用清水或肥皂清洗。

（2）保持呼吸道通畅，呼吸急促者给氧。

（3）经口中毒者应立即用温水、1％亚硫酸钠或硫代硫酸钠溶液洗胃，然后给50％硫酸镁60毫升导泻，保护消化道黏膜，口服牛奶、蛋清或氢氧化铝凝胶。

（4）皮肤灼伤后立即用清水冲洗20～30分钟，并用5％硫代硫酸钠溶液湿敷。

（5）对症治疗：

1）碱性药物3％～5％碳酸氢钠溶液等雾化液吸入，每2～3小时1次，每次10～20分钟（约需雾化液10～20毫升）。

2）预防继发感染，选用二联抗生素，静脉或肌肉注射。

3）咳嗽剧烈者，可选用磷酸可待因0.03克或复方樟脑酊2毫升口服。

4）缓解支气管痉挛，可用舒喘灵气雾吸入，氨茶碱0.25克或喘定0.25克加50％葡萄糖40毫升。静脉徐徐推注或口服氨茶碱。

注意事项：

（1）铬疮处理。溃疡表浅者可选用5％硫代硫酸钠溶液冲洗，涂5％硫代硫酸钠软膏或10％依地酸二钠钙软膏。铬疮深凹且时间长者，可先行外科清创刮除腐肉等坏死组织，然后敷上述药膏或溶液。

（2）鼻黏膜损害。涂防铬软膏（十八醇50克、维生素C5克、吐温50毫升、单甘油酯25毫升、酒石酸钾3克、达克罗宁1克、羧甲基纤维素钠、香料适量），每日2～3次。

## 37. 铊及其化合物中毒时如何急救？

铊及其化合物属高毒物，三价铊的毒性较一价铊大，进入细胞的铊能与线粒体表面的巯基结合，抑制氧化、磷酸化过程，干扰含巯基的氨基酸代谢，并抑制细胞有丝分裂。大量的铊进入细胞后，影响细胞内钾离子、钠离子平衡，影响 $Na^+$-$K^+$-ATP 酶的去磷酸化作用。铊作用于神经系统的某些酶、递质，脑细胞的脂质过氧化速度提高，导致儿茶酚胺代谢紊乱，抑制线粒体 $\delta$-ALA 合成酶的活性。铊能直接抑制毛囊角质生成，引起脱发。

铊用于制造光学玻璃、颜料，并用作有机反应的催化剂。铊经皮肤吸收的可能较小。铊及其化合物进入肺或消化道后，经血液吸收，很快分布至全身各脏器，并大量蓄积在肾、骨骼、肝、脑、小肠及肌肉组织。主要经肾脏排泄，速度较慢，可持续数月。靶器官为神经系统和毛囊。

铊及其化合物的中毒症状：

（1）胃肠道症状：口服铊化物多见。一般经过12～24小时的潜伏期，出现恶心、呕吐、阵发性腹绞痛、腹泻以及出血性肠胃炎。吸入铊蒸气和烟尘者，上述症状则不明显。

（2）神经系统症状：常于中毒后3～5日开始出现，首先下肢酸、麻和蚁走感，痛觉异常过敏，轻触即剧痛难忍，并由足底向上扩展，两腿沉重感、无力，甚至不能行走或站立。上肢较少波及。常发生视、动眼、三叉和面神经麻痹。严重者出现中毒性脑病，谵妄、惊厥及昏迷，或精神异常、行为改变等。有时还有自主神经系统紊乱的表现，如心动过速或过缓、暂时性高血压等。

（3）中毒后 10～14 日毛发脱落，严重者除头发脱落外，胡须、腋毛、阴毛均可脱落，此为铊中毒特征。皮肤可出现皮疹，指甲和趾甲有白色横纹。

（4）部分患者可有肝、肾、心肌损害的临床表现，以吸入性急性中毒多见。

（5）严重急性中毒患者可遗留神经衰弱综合征、精神异常、肌肉萎缩及脑神经损害等后遗症。

铊及其化合物中毒的急救措施：

（1）口服中毒应先催吐，然后以普鲁士蓝 250 毫克/千克溶于甘露醇 2 毫升中分 4 次口服。铊能与普鲁士蓝分子上的钾离子交换，形成肠道不吸收的复合物随粪便排出。同时可给予 50％硫酸镁 40～60 毫升口服导泻。亦可给予氯化钾 1.5 克口服，每日 3 次，以增加尿中铊的排出。

（2）吸入中毒和皮肤吸收中毒应尽快脱离中毒现场，用清水清洗污染皮肤。

（3）急性中毒严重者可采用换血或透析疗法。

（4）对症、支持治疗。中毒严重者早期足量应用糖皮质激素。治疗重点在防治中毒性脑病、肝病和肾损害。

## 38. 甲醇中毒时如何急救？

甲醇又名木酒精，系无色、透明、易燃、易挥发、略带酒精气味的液体。相对密度 0.79，蒸气相对密度 1.11。易与水、酒精、酮、酯和卤代烃类混溶。

甲醇通常由木材干馏或人工合成而得。工业上用于制造甲醛及甲基化反应或用作溶剂，并用于制造抗冻剂、橡胶加速剂、油漆、染料、摄影胶片、玻璃纸等。此外，为解决能源短缺，用甲醇与汽油作混合燃料，近年来受到各国的重视。

工业生产中甲醇急性中毒主要由吸入甲醇蒸气所致，其他比较少见。工业用酒精中含有较多的甲醇。如果误用此类酒精配制成白酒饮用，则导致急性中毒。

甲醇中毒症状：

无论吸入或经口中毒，均有一定的潜伏期，通常为 8～36 小时；同时饮白酒者则潜伏期可更长，最短 6 小时，最长可达 4 天。潜伏期内有轻度的醉酒感，吸入中毒者还可有呼吸道黏膜刺激症状及口苦感。

发病时以神经系统症状为主，如头晕、头痛、乏力、眩晕、表情淡漠、酒醉状态及失眠等，重者可出现共济失调、意识模糊，甚至谵妄及不同程度的昏迷。死亡多由于中枢性呼吸衰竭所致。心动过缓、呼吸缓慢等为提示预后不良的征兆。少数病例出现精神症状，也有发生周围神经病变及坐骨神经痛的报道。胃肠道症状以恶心、呕吐及上腹痛较为多见。口服中毒尚有并发急性胰腺炎者。

视力模糊常较早出现，较重者有眼球压痛，畏光，视力减退，眼前有跳动性黑点、飞雪或闪光感，有的还有复视。严重会致两侧永久性失明。检查可见瞳孔扩大或缩小，光反射迟钝或消失，眼底检查见视神经乳头充血、出血或眼底静脉扩张、视网膜水肿，或见视神经萎缩。也有病例眼损害症状出现于全身中毒症状改善之后，可于中毒后数月出现迟发性视力损害。代谢性酸中毒是甲醇中毒的又一全身表现，严重者可出现深而快的呼吸，血气分析符合代谢性酸中毒。

甲醇中毒急救措施：

（1）尽早清除毒物，口服中毒者应及时用 3％～5％碳酸氢钠洗胃。

（2）酒精作抗毒治疗。目前尚无理想的特效解毒治疗，文献报道可用酒精作抗毒治疗。其理论依据是酒精对醇脱氢酶的亲和力比甲醇大 20 倍，由此可阻断甲醇代谢增毒，并促进其排出。

（3）迅速纠正酸中毒。酸中毒不但可使病情恶化危及生命，而且影响和加重眼部病变。最好能根据血气分析给予适量碳酸氢钠。一般可先用 5％碳酸氢钠 200～300 毫升静脉滴注，然后再根据复查结果，口服碳酸氢钠维持，直至 pH 值正常。

（4）对症处理。针对患者出现的惊厥、休克、脑水肿等给予相应的急救治疗。

## 39. 异氰酸甲酯中毒时如何急救？

异氰酸甲酯，无色清亮液体，有强刺激性。容易与包含有活泼氢原子的胺、水、醇、酸、碱发生反应。在有触媒存在的条件下，发生自聚反应并放出热能。遇热、明火、氧化剂易燃。燃烧时释出异氰酸甲酯呈蒸气状态，并分解成氮氧化物、一氧化碳和氰化氢。高温（350～540 摄氏度）下裂解可形成氰化氢。遇热分解放出氮氧化物烟气。

异氰酸甲酯主要经呼吸道吸入，也可以经皮肤吸收。在水中易分解，故进入血流的可能性很小。

异氰酸甲酯中毒症状：

（1）眼和上呼吸道的刺激和损伤：低浓度引起流泪和咳嗽，高浓度可引起眼红肿和化学性灼伤；能破坏鼻黏膜，使嗅觉丧失；造成上呼吸道黏膜化学损伤。超过 50 毫克/米³ 的浓度，可引起皮肤水肿，组织坏死。

（2）肺的损害：浓度超过 50 毫克/米³ 时，还可导致化学性肺炎与肺水肿，甚至引起急性呼吸窘迫综合征。患者常伴继发感染致呼吸窘迫，肺功能受损，日久尚可形成肺纤维化。浓度很高时，也可因支气管痉挛致窒息。此外，尚可引起呼吸道过敏反应，加重呼吸困难和肺水肿。

异氰酸甲酯中毒的急救措施：

（1）迅将中毒患者移离现场，脱去污染衣物，严密观察，必要时供氧。

（2）眼及皮肤污染时迅速用流水冲洗。

（3）给予对症和支持疗法，如用弱碱液局部雾化吸入，早期应用糖皮质激素，并可用支气管扩张剂、抗生素等。

# 40. 硫酸二甲酯中毒时如何急救？

硫酸二甲酯为无色或微黄色，略有葱头气味的油状可燃性液体。溶于乙醇和乙醚，在水中溶解度 2.8 克/100 毫升。在 18 摄氏度易迅速水解成硫酸和甲醇，在冷水中分解缓慢。遇热、明火或氧化剂可燃。主要经呼吸道吸入，也可经皮肤吸收。

硫酸二甲酯属高毒类，作用与芥子气相似，急性毒性类似光气，比氯气大 15 倍。对眼、上呼吸道有强烈刺激作用，对皮肤有强腐蚀作用。可引起结膜充血、水肿、角膜上皮脱落，气管、支气管上皮细胞部分坏死，可穿破纵隔或导致皮下气肿。此外，还可损害肝、肾及心肌等，皮肤接触后可引起灼伤、水疱及深度坏死，常用于制造染料及作为胺类和醇类的甲基化剂。

硫酸二甲酯在体内水解成甲醇和硫酸而引起毒作用。对眼和皮肤的局部作用，部分是由于硫酸所致；而对全身和神经系统的影响以及肺水肿是由于硫酸二甲酯本身的毒性作用，因它能使体内某些重要基团甲基化。

硫酸二甲酯中毒症状：

（1）急性硫酸二甲酯中毒常经过 6～8 小时的潜伏期后迅速发病，潜伏期越短症状越重，人接触 500 毫克/米³（97 ppm）10 分钟即可致死亡。

（2）刺激反应表现为有一过性的眼结膜及上呼吸道刺激症状，肺部无阳性体征。轻度中毒表现为明显的眼结膜及呼吸道刺激症状，如羞明、流泪、眼结膜充血水肿、咳嗽、咯痰、胸闷等，两肺有散在干性啰音或少量湿性啰音，肺部 X 线符合支气管炎或支气管周围炎。

（3）中度中毒表现为明显咳嗽、咯痰、气急、伴有胸闷及轻度紫绀，两肺有干性啰音或哮喘音可伴散在湿性啰音，胸部 X 线符合支气管肺炎、间质性肺炎或局限性肺泡性肺水肿。重度中毒表现为咳嗽、咯大量白色或粉红色泡沫痰，明显呼吸困难、紫绀、两肺广泛湿啰音，胸部 X 线符合弥漫性肺泡性肺水肿。

（4）严重者可导致呼吸窘迫综合征，或窒息（喉头水肿、大块坏死的支气管黏膜脱落），或出现较严重的纵膈气肿、气胸、皮下气肿。

硫酸二甲酯中毒的急救措施：

（1）迅速将中毒病人救移至空气新鲜处，脱去被污染的衣服，彻底清洗皮肤，对刺激反应者至少观察 24～48 小时，及时吸氧，给予镇静、祛痰及解痉药物等对症治疗。

（2）眼部受污染时应及早用生理盐水或清水彻底冲洗，然后用5%～10%碳酸氢钠溶液冲洗，再用可的松与抗生素眼药水交替滴眼，早期、适量、短程的糖皮质激素疗法可有效防治肺水肿。

（3）皮肤灼伤采用抗感染及暴露或脱敏疗法。要时刻警惕迟发性中毒效应的发生。

（4）中毒患者应绝对卧床休息，保持安静，严密观察病情，急救治疗包括合理吸氧，给予支气管舒缓剂和止咳祛痰剂。肾上腺糖皮质激素的应用要早期、适量、短程；早期给予抗生素，必要时可给予镇静剂。

# 41. 二氯乙烷中毒时如何急救？

二氯乙烷分两种异构体：对称异构体和不对称异构体，为似氯仿气味的无色液体，均难溶于水，溶于乙醇和乙醚。加热分解，可产生光气。对称异构体属高毒类，以呼吸道和消化道吸收为主，也可由皮肤吸收；不对称体属微毒类。对称异构体主要用作蜡、脂肪、橡胶等的溶剂，还用于制造氯乙烯和聚碳酸酯，也用于谷仓的熏蒸和土壤的消毒。不对称体主要用于化学合成的中间体或是其副产品，也曾用作麻醉剂。

二氯乙烷中毒症状：

（1）急性中毒：有两期过程，第一期为兴奋、激动、头痛、恶心，重者很快出现中枢神经系统抑制，神志丧失；第二期以胃肠症状为主，频繁呕吐、上腹疼痛、血性腹泻，肝损害，肝坏死以及肾病变。也有报告口服中毒后，出现低血糖和高血钙。吸入高浓度者，可以很快出现呼吸困难、抽搐、昏迷、血压下降及酸中毒的表现。实验室检查可见白细胞增多，二氧化碳结合力减低和肝、肾功能异常等。

（2）慢性中毒：长期吸入低浓度二氯乙烷可有头晕、头痛、乏力、睡眠障碍等神经衰弱综合征的表现，也有食欲减退、恶心、呕吐等消化道症状，并可有消化道或呼吸道出血及中毒性肝病的表现，有的病人还可见到肌肉和眼球震颤。

二氯乙烷中毒的急救措施：

（1）急救时要迅速使病人脱离现场，脱掉被污染的衣服，特别是沾油污的衣服和呢料衣服。口服中毒者要及时催吐、洗胃。

（2）除按一般抢救原则处理外，要注意对肝、肾的保护治疗。治疗惊厥、抽搐时忌用吗啡和肾上腺素能的药物，可以用安定静脉滴注，每次 10～20 毫克，也可用其他抗惊厥、抗癫痫类药物。注意及时纠正酸中毒，给予碳酸氢钠 200 毫升静脉滴注，并根据血气检验结果及时进行调整。

（3）对出现呼吸抑制者，可选用呼吸兴奋剂，如尼可刹米等，此外可给予能量合剂、葡萄糖和维生素 C 等静脉滴注，以及口服多种维生素和保肝药物的治疗，对肝、肾功能的保护和恢复，也是很有益处的。

（4）慢性中毒的治疗，主要是口服多种维生素、葡萄糖醛酸、三磷酸腺苷、肌苷等营养药物和适当的对症治疗。

# 42. 己烷中毒时如何急救？

己烷理论上有 5 种异构体，常见的有正己烷和新己烷。常态下为微有异臭的液体。几乎不溶于水，溶于醚和醇。正己烷是石油馏分与天然气分离过程中得到的，主要用于电子产品的清洗，彩色印刷机的清洗，作为提取植物油的溶剂，作为合成橡胶溶剂，化验试剂，以及运动器材、箱包的黏合剂等。从事己烷生产和应用过程中，若防护不力，则可引起中毒。

正己烷虽可经呼吸道、消化道、皮肤进入机体，但在体内分布与器官的脂肪含量有关，主要分布于脂肪含量高的器官，如脑、肾、肝、脾、睾丸等。正己烷属低毒类，但具有高挥发性、高脂溶性，并有蓄积作用。毒作用主要为对中枢神经系统的轻度抑制作用，对皮肤黏膜的刺激作用。长期接触可致多发性周围神经病变。

己烷中毒症状：

（1）急性中毒：急性吸入高浓度正己烷可引起眼与呼吸道刺激及中枢神经系统麻醉症状。口服中毒可出现急性消化道和上呼吸道刺激。

（2）慢性中毒：长时间接触低浓度正己烷可引起多发性周围神经病。起病隐匿而缓慢。

1）轻症：主要表现为肢体远端感觉型神经病，出现指、趾端感觉异常和感觉低下，即麻木，触觉、痛觉和震动觉、位置觉减退，以下肢为重，肌肉疼痛，登高时明显，肌无力，腱反射减退。感觉减退一般呈手套、袜套样分布。

2）重症：出现运动型神经病。首先表现为下肢远端无力，合并肌肉疼痛或痉挛，腓肠肌压痛。腱反射消失较少，且仅限于跟腱反射，上肢较少受累。感觉运动型多发性周围神经病也以运动障碍为主，触、痛觉消失限于四肢远端手足部，震动觉、位置觉仅轻度减退。严重者出现下肢瘫痪及肌肉萎缩，并伴有自主神经系统障碍。此外，正己烷可抑制血胆碱酯酶，并可用解磷定复能。

己烷中毒的急救措施：

对症处理。有多发性周围神经病的患者应尽早脱离接触，及时治疗。

## 43. 苯中毒时如何急救?

苯是工业上广泛使用的一种有机溶剂和原料。属无色有芳香气味的油状液体。挥发很快，也易燃、易爆。苯在工业和生活中主要用于染料、制药、橡胶等，其作为油漆和喷漆的溶剂和释剂时，若在通风不良的场所或室内，短时间吸入高浓度的苯蒸气，可引起急性中毒。

苯中毒症状：

（1）轻度中毒：表现为乏力、头痛、头晕、咽干、咳嗽、恶心、呕吐、视力模糊、步态不稳、幻觉等。

（2）中度中毒：表现为眩晕、酒醉状（称为"苯醉"）、嗜睡、意识障碍、手足麻木、步态蹒跚，甚至昏倒。

（3）重度中毒：意识丧失，血压下降，瞳孔散大，全身肌肉痉挛或抽搐，可因呼吸麻痹而死亡，个别病例可有心室颤动。极高浓度苯蒸气中毒，可使人短时间内发生闪电式死亡。

苯中毒的急救措施：

（1）应立即将患者移到空气新鲜处，迅速脱离现场，换去被污染的衣服，及时清洗被污染的皮肤（因为液态苯可经皮肤吸收）。

（2）吸氧及肌肉注射呼吸兴奋剂；呼吸停止时，立即进行人工呼吸。禁用肾上腺素，以免发生心室颤动。及时转运到医院进行解毒及采取必要的抢救措施。

## 44. 苯酚中毒时如何急救?

苯酚俗名石炭酸，为无色结晶或结晶熔块，具有特殊气味（与浆糊的味道相似）。置露空气中或日光下逐渐变成粉红色至红色；在潮湿空气中，吸湿后，由结晶变成液体，特臭、有毒、有强腐蚀性。室温微溶于水，能溶于苯及碱性溶液，易溶于乙醇、乙醚、氯仿、甘油等有机溶剂中，难溶于石油醚。常用于测定硝酸盐、亚硝酸盐及作为有机合成原料等。

苯酚主要用于生产酚醛树脂、己内酰胺、双酚 A、己二酸、苯胺、烷基酚、水杨酸等，此外还可用作溶剂、试剂和消毒剂等，在合成纤维、合成橡胶、塑料、医药、农药、香料、染料以及涂料等方面具有广泛的应用。

苯酚中毒症状：

急性中毒可致呼吸道、消化道及皮肤黏膜刺激、灼伤。经一定潜伏期后，可出现急性肾功能衰竭。

苯酚中毒的急救措施：

（1）应立即将患者脱离现场转移到新鲜空气处，皮肤污染时立即脱去被污染的衣物，用大量流动清水冲洗至少 20 分钟。

（2）面积小的可先用 50％乙醇擦拭创面，或用甘油、聚乙二醇以及聚乙二醇和乙醇混合液（7∶3）涂抹皮肤，再立即用大量流动清水冲洗，并用饱和硫酸钠溶液湿敷。

（3）给口服中毒者服植物油 150 毫升，催吐后，温水洗胃至呕吐物无酚气味为止，再给予硫酸钠 15～30 毫克。消化道已有严重腐蚀时，勿采取上述处理。

（4）早期给氧。合理应用抗生素，防治肺水肿和肝、肾损害等应采用对症与支持治疗。糖皮质激素的应用视灼伤程度及中毒病情而定。严重者需早期应用透析疗法排毒及防治肾衰竭。口服者需防治食管瘢痕收缩致狭窄。

# 45. 溴甲烷中毒时如何急救？

溴甲烷，又称溴代甲烷或甲基溴，是一种无色无味的气体。它具有强烈的熏蒸作用，能高效、广谱地杀灭各种有害生物，对土壤具有很强的穿透能力，能穿透到未腐烂分解的有机体中，从而达到灭虫、防病、除草的目的。土壤被熏蒸后，残留的气体能迅速挥发，短时间内可播种或定植。除了主要用作土壤熏蒸剂外，溴甲烷还用于需储存的货物和易腐物品的熏蒸，有时也用作建筑物、船只和飞行器的消毒剂。由于溴甲烷无色无味，为了保证使用者的安全，常常在这种熏蒸剂中加入约 2% 的催泪剂，用作警报剂。

急性溴甲烷中毒以神经系统、呼吸系统两个主要靶器官的临床表现最为突出，因而以此作为分级的主要根据。除神经、呼吸系统的临床表现外，肾脏损害较常见，轻者尿中可见有蛋白、管型及红、白细胞，严重者可发生肾功能衰竭，亦可死于尿毒症；肝脏损害亦较常见；个别病例出现心肌损害，重病例亦可发生周围循环衰竭。

溴甲烷中毒症状有：

急性溴甲烷中毒有眼部及上呼吸道刺激症状，或头痛、头昏、乏力等神经系统症状，脱离接触后多在 24 小时内消失。

（1）轻度中毒。经数小时至数日潜伏期出现较明显的头晕、头痛、乏力、步态蹒跚以及食欲不振、恶心、呕吐、咳嗽、胸闷等症状，并有下列情况之一：

1）轻度意识障碍；

2）轻度呼吸困难、肺部听到少量干、湿啰音。

（2）重度中毒。以上情况明显加重并出现下列情况之一：

1）重度意识障碍；

2）肺水肿。

溴甲烷中毒急救措施：

（1）立即脱离现场，更换污染衣物，有皮肤污染时可用清水、

2%碳酸氢钠液或肥皂水清洗。

（2）对接触反应者应至少观察 48 小时，根据情况作处理。中毒患者应卧床休息，保持安静，严密观察病情变化。

（3）治疗以对症治疗及支持治疗为主。要早期、积极地处理脑水肿、肺水肿等情况。

（4）液态或高浓度溴甲烷可引起皮肤灼伤，其急救措施可参照化学灼伤急救。

# 46. 磷化氢中毒时如何急救？

磷化氢在工业生产中存在广泛，磷化铝、磷化锌的制造、包装、运输及使用磷化铝、磷化锌熏蒸粮谷、皮毛、中草药等行业劳动者均可接触到较高浓度的磷化氢。乙炔气的制造及矽铁运输中因原料中混合磷化钙等杂质，也会产生磷化氢。工业制备镁粉、黄磷制备、黄磷遇水、含磷酸钙的水泥遇水、含磷污泥处理作业、饲料发酵等作业的劳动者在一定条件下也可以接触到较高浓度的磷化氢气体。此外，含磷的锌、锡、铝、镁遇酸或受水作用也可产生磷化氢。

急性磷化氢气体中毒的主要靶器官为中枢神经系统和呼吸系统，可伴有心、肝、肾脏器的损害和功能异常。这些损害和功能异常往往出现在中枢神经系统、呼吸系统损害后，不单独发生。

磷化氢中毒症状：

短期吸入磷化氢气体后，出现一过性头痛、头晕、乏力、恶心、咳嗽等症状，肺部无阳性体征，于脱离接触后经过 24～48 小时医学观察，上述症状明显减轻或消失。

（1）轻度中毒。短期吸入磷化氢气体后，出现明显头痛、头晕、恶心、呕吐、咳嗽、胸闷、胸痛等症状，并伴有轻度意识障碍、急性气管、支气管炎中的一项或多项。

（2）中度中毒。前项所述症状加重，并伴有中度意识障碍、急性支气管肺炎、急性间质性肺水肿中的一项或多项。

（3）重度中毒。前项所述症状加重，并伴有重度意识障碍、肺泡性肺水肿、急性呼吸窘迫综合征、休克、猝死中的一项或多项。

磷化氢中毒急救：

（1）立即脱离现场，保持安静，保暖。皮肤或眼受污染者，立即用清水彻底冲洗。

（2）进行合理氧疗，必要时应用呼吸支持治疗。

（3）积极防治脑水肿、肺水肿，早期、足量、短程使用糖皮质激素。

## 47. 有机氟中毒时如何急救？

20 世纪 70 年代以来我国开始了含氟农药的研究，先后开发了伏草隆、氟乐灵、乙氧氟草醚等除草剂和氟蚜螨、除虫脲、含氟拟除虫菊酯等杀虫剂，其中氟乐灵实现了工业化生产，果尔、虎畏、除虫脲等也有批量生产。氟元素的引入能增强染料的光泽和艳度，提高其耐晒、耐水、耐有机溶剂的性能。因此有机氟成为医药、农药和染料工业的重要原料和中间体。

有机氟中毒症状：

（1）轻度中毒。有头痛、头晕、咳嗽、咽痛、恶心、胸闷、乏力等症状，肺部有散在性干啰音或少量湿啰音。X 线胸片见两肺中、下肺野肺纹理增强，边缘模糊等征象，符合急性支气管炎、支气管周围炎临床征象。

（2）中度中毒。可出现以下症状：

1）轻度中毒的临床表现加重，出现胸部紧束感、胸痛、心悸、呼吸困难、烦躁及轻度紫绀，肺部局限性呼吸音减低，两肺有较多的干啰音或湿啰音。X线胸片见肺纹理增强，有广泛网状阴影，并有散在小点状阴影，使肺野透亮度降低，或见水平裂增宽、支气管袖口征，偶见 KerleyB 线，符合间质性肺水肿临床征象。

2）症状体征如上，两中、下肺野肺纹理增多，斑片状阴影沿肺纹理分布，多见于中、内带，广泛密集时可融合成片，符合支气管肺炎临床征象。

（3）重度中毒。可出现急性肺泡性肺水肿、急性呼吸窘迫综合征、中毒性心肌炎、并发纵膈气肿，皮下气肿、气胸症状。

吸入有机氟聚合物热解物后，出现畏寒、发热、肌肉酸痛等金属烟热样症状，可伴有咳嗽、胸部紧束感、头痛、恶心、呕吐等，一般在 24～48 小时内消退。

有机氟中度急救：

（1）凡有确切的有机氟气体意外吸入史者，不论有无自觉症状，必须立即离开现场，绝对卧床休息，进行必要的医学检查和预防性治疗，并观察 72 小时。

（2）早期给氧，氧浓度一般控制在 50％～60％以内，慎用纯氧及高压氧。急性呼吸窘迫综合征时可应用较低压力的呼气末正压呼吸（PEEP0.5 千帕左右）。

（3）尽早、足量、短程应用糖皮质激素。强调对所有观察对象及中毒患者就地给予糖皮质激素静注等预防性治疗。中毒患者根据病情轻重，在中毒后第 1 天可适当加大剂量，以后足量短程静脉给药。中度以上中毒患者，为防止肺纤维化，可在急性期后继续小剂量间歇应用糖皮质激素。

（4）维持呼吸道畅通，可给予支气管解痉剂等超声雾化吸入。咯大量泡沫痰者宜早期使用去泡沫剂二甲基硅油（消泡净）。出现呼吸困难经采用内科治疗措施无效后可行气管切开术。

（5）出现中毒性心肌炎及其他临床征象时，治疗原则一般与内科相同。

（6）合理选用抗生素，防治继发性感染。

（7）吸入氟聚合物烟尘热，一般给予对症治疗。凡反复发病者，应给予防止肺纤维化的治疗。

# 48. 酒精中毒时如何急救？

急性酒精中毒是因过量摄取酒精使机体的神经呼吸及循环系统受到影响，产生不同程度的意识障碍，严重的表现为昏迷、呼吸抑制及休克。

急性酒精中毒的常见原因是"醉酒"。白酒含酒精 $38\%\sim70\%$ 不等，米酒含酒精 $30\%\sim40\%$，果酒含酒精 $16\%\sim48\%$。故以饮用高度白酒急性中毒者多见，偶尔也有因吸入大量酒精蒸气而致中毒的。

酒精中毒具有下列症状：

（1）中枢神经系统毒性。进入人体的酒精首先作用于大脑皮质，表现为兴奋。当中毒进一步加重时，皮质下中枢和小脑受累，饮酒者表现为步履蹒跚、共济失调等运动障碍，继而功能抑制出现精神失常。严重者出现昏睡或昏迷，最后由于抑制脑血管运动中枢和呼吸中枢出现休克、呼吸衰竭。呼吸中枢麻痹是致死的主要原因。此外，由于血管扩张及缺氧可导致脑水肿。

（2）休克。由于酒精为血管中枢抑制型，且易使皮肤血管扩张，常导致休克。

（3）低血糖。饮酒发生的低血糖多见于肝脏葡萄糖异生减弱，释放葡萄糖减少所致。

（4）代谢性酸中毒。酒精中毒时，使肝脏中乳酸的利用降低，另外，丙酮酸被还原成乳酸，易发生乳酸性酸中毒。

酒精中毒的急救措施：

（1）对于昏迷者，确保气道通畅。

（2）如果患者出现呕吐，立刻将其置于稳定性侧卧位，让呕吐物流出。

（3）保持患者温暖，尤其是在潮湿和寒冷的情况下。

（4）检查呼吸、脉搏及反应程度，如有必要立即使用心肺复苏术。

（5）将患者置于稳定性侧卧位，密切监视病情，每 10 分钟检查并记录呼吸、脉搏和反应程度。

（6）清除毒物，对酒精中毒清醒患者可用催吐法洗胃，昏睡或昏迷者应用 1％碳酸氢钠或 0.5％活性炭混悬液插胃管洗胃，并可于胃管内注入浓茶。洗胃时要防止误吸及损伤胃黏膜。静脉输入果糖可加速血液中酒精浓度下降。

◎ **专家提示**

饮用酒精的中毒剂量有个体差异，一般为 70～80 克，致死剂量为 230～500 克。许多毒物如汞、砷、硝基苯等使人体对酒精的耐受性下降，反之，酒后对上述毒物的敏感性也增加。在 32 摄氏度高温条件下，酒精的毒性可提高 1～2 倍。

饮入的酒精 80％由十二指肠和空肠吸收，其余由胃吸收。胃内有无食物、胃肠道功能、饮料含酒精的量以及饮酒习惯，可影响吸收的速度。空腹及嗜酒者吸收速度加快，脂肪类食物则可阻止其吸收。

酒精被吸收后，通过血液遍及全身组织，按组织含水量的比例分布，依下列顺序递减：肝、脾、肺、肾、心、脑和肌肉，1 小时以内血液中含量较高，以后很快减少。

## 49. 丙烯腈中毒时如何急救？

丙烯腈是有机合成工业中的重要单体，是制造合成纤维、合成橡胶、塑料和合成树脂的原料。丙烯腈是无色、易燃、易挥发的液体，且有特殊杏仁气味。丙烯腈易经呼吸道、皮肤及胃肠道侵入体内。丙烯腈属高毒类，毒性作用原理与氰化氢相同，对呼吸中枢有直接的麻醉作用，对皮肤有刺激作用。

丙烯腈中毒有以下症状：

（1）发病快，于接触丙烯腈后 1～2 小时内发病；个别病例发病较慢，在 14～24 小时内发病。

（2）神经系统表现。轻度中毒者出现头晕、头痛、乏力、手足麻木、烦躁、恐惧感，或出现短暂意识模糊；重度中毒者出现四肢强直性、阵发性抽搐或昏迷。

（3）呼吸循环系统表现。轻度中毒者胸闷、心悸、脉搏快，汗多，颜面潮红或苍白，咽部充血；重度中毒者口唇紫绀，呼吸减慢、不规则，甚至因呼吸、循环衰竭而死亡。

（4）消化系统表现。可出现上腹不适，恶心、呕吐。

（5）皮肤接触者表现。可致接触性皮炎，表现为红斑、疱疹及脱屑。愈后留有色素沉着。

丙烯腈中毒急救措施：

（1）迅速将中毒人员移离中毒现场，至空气新鲜处脱去被污染的衣服。受污的皮肤可用清水或 5％硫代硫酸钠彻底冲洗后，再以硫代硫酸钠溶液反复湿敷。切忌未做处理就转送医院。经口中毒者，尽快用5％硫代硫酸钠溶液洗胃。

（2）呼吸和心跳骤停者，立即施行人工呼吸、胸外心脏按压术等综合性的心肺复苏术。

（3）立即应用解毒药。亚硝酸异戊酯吸入后，紧接着静脉注射50％硫代硫酸钠液20毫升，必要时可反复应用；或3％亚硝酸钠5～15毫升，加入25％葡萄糖液20毫升静脉缓注，并立即在原针头中静脉推注50％硫代硫酸钠液20毫升；或4-二甲基氨基苯酚肌肉注射后，立即静脉推注50％硫代硫酸钠液20毫升。

（4）经抢救，中毒症状消失后，仍需临床观察48小时，以防复发。

# 50. 苯的氨基、硝基化合物中毒时如何急救？

苯或其同系物（如甲苯、二甲苯、酚）环上的氢原子被一个或几个氨基（$-NH_2$）或硝基（$-NO_2$）取代后，即形成芳香族氨基或硝基化合物。苯胺和硝基苯分别为上述化合物的主要代表。苯环不同位置上氢由不同数量的氨基或硝基、卤素或烷基取代可形成种类繁多的衍生物，常见的有苯胺、苯二胺、联苯胺、二硝基苯、三硝基甲苯、硝基氯苯等。它们在常温下是固体或液体，挥发性低、沸点高、难溶或不溶于水，易溶于脂肪、醇、醚、三氯甲烷（氯仿）及其他有机溶剂。

苯的氨基、硝基化合物广泛应用于染料、制药、印刷、橡胶、炸药、农药、涂料、香料、油墨及塑料等工业。

在生产条件下，苯的氨基、硝基化合物主要以粉尘或蒸气的形态存在于空气中，既可经呼吸道吸入体内，也可经完整的皮肤吸收。对液态化合物，后一途径更为重要。在生产中热料喷洒到身上，或在苯胺的分装、搬运及装卸过程中，外溢的液体可经浸湿的衣服、鞋袜沾染皮肤而致吸收中毒。其吸收率随气温、相对湿度的增加而增加。

苯的氨基、硝基化合物中毒时有下列症状：

（1）急性中毒：

1）轻度中毒。口唇、耳廓、指（趾）端轻微紫绀，可伴有头晕、头痛、乏力、胸闷等轻度缺氧症状，高铁血红蛋白浓度大于或等于10%。

2）中度中毒时全身中毒症状加重，皮肤、黏膜明显紫绀，出现心悸、气短、恶心、呕吐、反应迟钝、嗜睡等明显缺氧症状，血中高铁血红蛋白浓度大于或等于10%，且伴有轻度溶血性贫血，变性珠蛋白小体升高，急性轻、中度中毒性肝病，轻、中度中毒性肾病，化学性膀胱炎的一项或多项。

3）重度中毒时皮肤、黏膜重度紫绀，可伴意识障碍，血中高铁血红蛋白大于或等于10%，且伴有重度溶血性贫血、急性重度中毒性肝病、重度中毒性肝病中的一项或多项。

硝基苯中毒时以神经系统症状明显，严重者可有高热、多汗、脉缓、初期血压升高、瞳孔扩大等植物神经功能紊乱症状。二硝基苯中毒发病较硝基苯慢，但中毒症状较后者重。

（2）慢性中毒：

1）轻度中毒时有明显及持续的神经衰弱综合征表现及心动过速、过缓，多汗等植物神经功能障碍。可有食欲不振、恶心、腹胀等症状，伴有肝大、肝功异常，可有轻度贫血。

2）重度中毒时除上述症状外，出现明显的贫血、肝功异常。有些毒物可引起黄色肝萎缩。

急性苯的氨基、硝基化合物中毒的诊断可依据国家标准《职业性急性苯的氨基、硝基化合物中毒的诊断》（GBZ 30—2015）进行。

预防措施：

（1）改革工艺流程及设备，尽量用低毒或无毒代替有毒的新工艺方法，如用1-磺酸β-萘胺代替β-萘胺；用湿的联苯胺盐酸盐代替联苯胺。生产过程操作实行密闭、自动化。采用隔离间进行仪表控制操作、机械手代替人工操作等以避免工人直接接触毒物。

（2）建立检修制度，遵守操作规程，尽量杜绝或减少跑、冒、滴、漏现象。在有毒作业及设备检修过程中，做好个人防护。

（3）合理使用防护设备，遵守卫生条例，作业工人均应穿合适的工作服、内衣、橡胶防护手套及长筒胶鞋。入釜检修时还应佩戴送风式防毒面具。衣服溅上液体化合物时要立即更换并用温水洗净皮肤污染处或全身。不在车间内吸烟、进食；工作服、手套应勤洗、勤更换等。

（4）做好就业上岗前体检和定期体检，发现职业禁忌证，如血液病、肝病、心血管疾病、内分泌病、神经系统疾病、皮肤病等，应采取相应措施。

（5）加强通风排毒，降低车间空气中有害物质浓度。

主要抢救措施：

（1）清洗消毒。中毒者进入医院后首先脱掉被毒物污染的衣服、鞋袜等，彻底清洗被污染的皮肤、头发等，防止毒物继续侵入人体。

（2）吸氧。凡紫绀严重、呼吸困难者都予以吸入氧气。呼吸困难严重者给予呼吸中枢兴奋剂如尼可刹米（可拉明）、洛贝林等。

（3）解毒。使用大剂量还原药物，如美蓝每次用量2毫克/千克（体重），可重复使用，最大每日用量800毫升。维生素 C 2.0～

7.0 克。

（4）促排。大剂量输液，如 10％葡萄糖液和 5％糖盐水交替使用，一日 2 000～3 000 毫升。大量饮用绿豆汤。这样，可促进体内毒物排泄。

（5）对症处理。如恶心、呕吐、头痛、头晕者应用针灸、中药、镇痛药等。

## 51. 急性汽油中毒时如何急救？

汽油主要成分为 $C_4$～$C_{12}$ 的混合烃类，为无色或淡黄色，易挥发和易燃液体，具有特殊臭味。不溶于水，易溶于苯、二硫化碳、醇及脂肪。汽油为麻醉性毒物，能产生中枢神经系统功能障碍，对皮肤黏膜也有刺激作用。因不同产地的汽油含不饱和烃、硫化物和芳香烃的量不同，毒性亦不同。当上述化合物含量增加和汽油作为汽车燃料使用时加入添加剂，汽油的毒性相应增加。汽油主要经呼吸道侵入机体，皮肤吸收次之，也可经消化道吸收。吸入汽油浓度为 1 851～2 165 毫克/米³，或口服汽油 20～30 毫升或 7.5 克/千克（体重）可致死。

（1）吸入汽油蒸气中毒：

1）轻度中毒表现为中枢神经系统麻醉症状。可有头痛、头晕、恶心、呕吐、烦躁、视力模糊、步态不稳等症状；或出现哭笑无常及兴奋不安等情绪反应；或有意识模糊、嗜睡、朦胧状态等轻度意识障碍。并可有眼、呼吸道黏膜刺激症状，如眼结膜充血、流泪、流涕、咳嗽等。

2）重度中毒。较高浓度吸入后，可出现四肢抽搐、眼球震颤、昏迷；或有谵妄等精神失常症状，也可发生化学性肺炎。极高浓度吸入还可引起意识突然丧失，反射性呼吸停止，导致死亡。

（2）吸入性肺炎。汽油液体吸入呼吸道后，可出现剧烈咳嗽、胸痛、发热、呼吸困难、紫绀，也可有铁锈色痰。肺部可闻呼吸音粗糙或干、湿啰音。胸部 X 光片可见片状或致密团块阴影，少数可有渗出性胸膜炎。

（3）急性口服中毒。饮用汽油后即可感到口渴，口腔、咽及胸骨有烧灼感，同时出现腹绞痛、恶心、呕吐、腹泻及排尿疼痛等。若未及时处理，导致大量吸收，可出现嗜睡，嘴唇青紫，呼吸表浅，脉搏细、速度快等症状，有的还可继发肺炎、中毒性肝炎、肾炎等。

（4）皮肤中毒。皮肤接触后可发生急性皮炎，出现红斑、水疱及瘙痒。

汽油中毒急救措施：

（1）迅速将病人移离中毒现场，置于空气新鲜处。脱去被污染的衣服，皮肤用肥皂水清洗。受污的眼用 2％碳酸氢钠溶液冲洗并滴抗生素眼膏。

（2）对口服中毒者一般不进行催吐或洗胃，以防反胃而增强吸收或误吸入肺内。口服时间不久者，可饮牛奶或以植物油、温水小心洗胃，继之可给 10％药用炭混悬液 100～200 毫升口服，以吸附剩余毒物，再用硫酸钠（芒硝）或硫酸镁导泻。

（3）呼吸和心跳骤停者，应立即施行人工呼吸和胸外心脏按压术直至送达医院。

（4）较高流量的氧吸入。

（5）对吸入性肺炎者可给短程糖皮质激素治疗，注射抗生素，以防止局部继发感染。

（6）皮肤起水疱者，应严格消毒并包扎。

（7）对症治疗。

（8）抢救中严禁使用肾上腺素，以免引起心室颤动。

# 52. 沼气中毒时如何急救？

沼气是粪便、垃圾和一些庄稼废料混杂之后，经细菌发酵所产生的多种气体，其中主要成分是甲烷。沼气池里的甲烷浓度很高，如果池子密封不好，甲烷散入空气，浓度只要达到0.25％～0.3％，人吸入之后就会中毒。吸入的甲烷越浓，中毒越深，甚至致命。

沼气中毒有以下症状：

（1）轻症。有点头痛、头晕，浑身无力，走路摇晃，还有点气短气急、呼吸不畅的感觉。

（2）中症。除了上面所提的不适之外，呼吸急促，气不够用；嘴唇带紫色；一阵阵地呛咳（这种咳嗽和普通咳嗽不一样，仿佛是东西窜入气管内的那种猛咳，连声剧咳不止），咳出的痰可能带血丝，这就是肺炎的表现（医生称它为"化学物质的吸入性肺炎"，是甲烷把肺"化学烧伤"之后的一种表现）；再重一点，不仅呼吸困难，全身发青，还口吐粉色泡沫，这是肺水肿的症状。

（3）重症。中症受害的，主要是肺；到了重症，脑损害更明显。先是头痛加重，喷射状呕吐，随后逐渐出现神志不清，终至昏迷不醒，瞳仁散大。最终呼吸衰竭、血压下降，生命垂危。

沼气中毒急救措施：

（1）先把病人抬走，离开中毒场所，放在空气清新、流通的地方。解开其领口，使呼吸通畅。

（2）如果氧气方便，可以吸氧，以减轻缺氧。

（3）已出现吸入性肺炎、肺水肿或脑水肿，都不是轻症，必须火速送入医院，由医生救治。

# 53. 发生食物中毒时，常用的急救方法有哪些?

一旦发现食物中毒，应及时向所在地卫生行政部门报告，并尽快送中毒者到医院救治。现场急救和消毒措施有:

（1）尽快催吐。中毒发生不久，毒素尚未大量吸收，可用以下办法催吐，减少吸收:①用筷子或手指轻碰患者咽壁，促使其呕吐。②如毒物太稠，可取食盐 20 克，加凉开水 200 毫升让患者喝下，多喝几次即可呕吐。③用鲜生姜 100 克捣碎取汁，用 200 毫升温开水冲服。④肉类食品中毒，则可服用十滴水促使呕吐。

（2）药物导泻。食物中毒时间超过 2 小时，精神较好者则可服用大黄 30 克，一次煎服;老年体质较好者，可采用番泻叶 15 克，一次煎服或用开水冲服。

（3）解毒护胃。①取食醋 100 毫升加水 200 毫升，稀释后一次服下。②可用紫苏 30 克，生甘草 10 克一次煎服。③可口服牛奶和生鸡蛋清，以保护胃黏膜，减少毒物刺激，阻止毒物吸收，并有中和解毒作用。

（4）对昏迷者不宜催吐。如果中毒者已发生昏迷，则禁止对其催吐。因为在昏迷状态下，催吐可使残留于胃内的毒物堵塞气管，引起呼吸困难，甚至窒息。

（5）就地封存消毒。对发生食物中毒的现场，应就地收集和封存一切可疑的中毒食物，对细菌毒素或真菌食物中毒、化学性食物中毒以及不明原因的食物中毒，所剩食物均应烧毁或深埋。与中毒食物接触的用具、容器等要彻底清洗消毒，可先用碱水清洗，然后煮沸。不能煮沸的用 0.15% 漂白粉浸泡 10~20 分钟，然后清洗干净。

# 54. 安眠药中毒如何急救？

安眠药有多种，这里只讲巴比妥。其实，巴比妥也不止一种，但总的作用都一样，即让人入睡，专家往往以使人入睡的时间长短来进行划分。

使人入睡的关键，是大脑皮层因巴比妥而安静下来（医学上，这种作用叫"抑制"）。要是吃得过多，用量超过正常，那就不光是大脑皮层被抑制，还可能把大脑中管辖呼吸和心跳的部分也一并连累。

如巴比妥的用量再大一点，除了上面所说的危害，全身细小的血管都会受伤害，最终，肝和肾一齐被损害。

安眠药中毒有以下症状：

（1）轻度。嗜睡；对周围声音无反应；大声向患者说话，回答含含糊糊，语音不清。如果拧患者的皮肤，会睁眼看人，还会躲开；这时再问话，会简单地回答。

脉搏、呼吸、血压，没有太大的变化，都在正常范围内。

（2）中度。睡得深沉，任人大声叫唤，患者都不理；轻拧患者的皮肤，患者也不动，这是浅昏迷。呼吸次数减

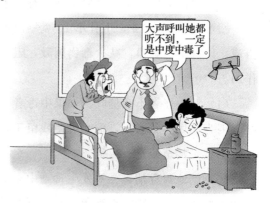

少，呼吸变浅，但血压还能维持正常。

（3）重度。这时不是单纯地入睡，而是真正进入了昏迷（在医学上，这是最重的意识不清），还时不时地挺直一下四肢。随着中毒加

重，全身松软，瞳孔散大（也可缩小）；呼吸不仅浅而慢，还会中断，极不规律。脉搏变细变弱，摸起来若有若无，血压下降。最终呼吸消失，休克，深度昏迷。

安眠药中毒急救措施：

（1）刚服食不久，可进行催吐，可边送医院，边进行。但病人必须清醒。

（2）送医院赶紧洗胃。洗胃要反复多次进行，直到洗出的水清亮为止。洗完后，再往胃内注入活性炭或者硫酸钠。

（3）已经昏迷的，要重视气道不要受阻；如口水不断，应把病人头侧向一边，让口水外流。

（4）昏迷病人必须注意呼吸。发现呼吸变慢、变浅，可以在病人两次呼吸之间，做一次口对口呼吸。如果有氧气，吸氧很有益处。

（5）中毒明显，可请就近诊所静脉输入葡萄糖溶液（浓度10％），再立即送入医院。输入葡萄糖溶液，可能有助于重症中毒者的血压上升；对中毒尚轻的，也可利尿排毒。

# 55. 砒霜中毒如何急救？

砒霜的化学名为三氧化二砷，是白色粉末，没有特殊气味，与面粉、淀粉、小苏打很相似，所以容易误食中毒。

砒霜的毒性很强，进入人体后能破坏某些细胞呼吸酶，使组织细胞不能获得氧气而死亡；还能强烈刺激胃肠黏膜，使黏膜溃烂、出血；亦可破坏血管，发生出血，破坏肝脏。严重时会因呼吸和循环衰竭而死。砒霜还严重损害心脏、肝和肾。

砒霜中毒有以下症状：

（1）先是口内有金属味，这个症状很特殊，是砒霜中毒的先兆。

（2）接着感到胸闷，不舒服。

（3）然后，主要的中毒症状出现，那就是胃肠系统受害，表现为：恶心、呕吐，泻出泔水样粪便，肚子痛。更重要的是全身陷入极度虚弱。

（4）体温下降，出现虚脱。严重症状时尿少，尿无，循环衰竭；还有胡说乱动、小腿抽筋、神志不清等现象，甚至昏迷；最终因呼吸麻痹致死。

砒霜中毒急救措施：

（1）发现有人误食砒霜中毒，要尽快催吐，以排出毒物。催吐方法是让病人大量喝温开水或稀盐水（一杯水中加一匙食盐）。然后把食指和中指伸到嘴中至舌根，刺激咽部催吐。最好让患者反复喝水呕吐，直到吐出的液体颜色如水样为止。

（2）可把烧焦的馒头研成末，让病人吃下，以吸附毒物。也可大量饮用牛奶、蛋清以保护胃黏膜。

注意事项：砒霜中毒后，能否作适当的急救处理，是决定病人生死的关键。处理后应快速送往医院，因为现代医学对砒霜中毒已有了特效解毒剂——二巯基丙醇，它进入人体后能与毒物结合形成无毒物质。

# 56. 神经性毒剂中毒时如何急救？

神经性毒剂都含有磷，此类毒剂系胆碱能神经毒剂，主要是抑制体内胆碱酯酶的活性，致使胆碱酯酶不能水解乙酰胆碱，造成乙酰胆碱大量蓄积，使被胆碱能神经支配的器官活动过度增强，尤其是副交感神经机能亢进最为突出。

神经性毒剂中毒症状：各种神经性毒剂急性中毒的症状基本相

同，中毒程度和首先出现的局部症状，随毒剂的剂量大小和中毒途径不同而有差异。根据神经性毒剂的毒理，中毒主要症状和体征可归结为毒蕈碱样（muscarinic，M样）、烟碱样（nicotinic，N样）和中枢神经系统症状三个方面。

（1）毒蕈碱样症状和体征，毒剂作用于汗腺、唾液腺、泪腺、鼻黏膜腺、支气管腺和胃肠道腺，引起分泌增加，表现为出汗、流涎、流泪、鼻溢，干性、湿性啰音和食欲不振并厌食。毒剂作用于支气管平滑肌、胃肠道平滑肌、膀胱逼尿肌和括约肌、睫状肌和虹膜括约肌，引起平滑肌收缩（膀胱括约肌松弛），表现为胸闷胸痛、咳嗽气短、呼吸困难、恶心呕吐、胃灼热感、肠鸣音亢进、腹痛、腹泻、大便失禁、尿频、尿失禁、瞳孔缩小和前额疼痛、视力模糊。毒剂抑制心血管平滑肌，表现为心动徐缓、血压下降。

（2）烟碱样症状和体征。毒剂作用于交感神经节和肾上腺髓质，引起兴奋，表现为皮肤苍白，心率加快，有时血压升高。毒剂作用于骨骼肌神经肌肉接头，引起先兴奋后麻痹的现象，表现为肌颤、肌无力、肌麻痹、呼吸肌麻痹导致窒息。

（3）中枢症状和体征。毒剂作用于中枢神经系统，引起先兴奋后抑制的现象，表现为紧张、焦虑、恐惧、不安、情绪不稳、眩晕、多梦、失眠、头痛、淡漠、抑郁、嗜睡、注意力不集中、反应迟钝、语言不清、运动失调、全身无力、惊厥、昏迷、反射消失、呼吸中枢、循环中枢抑制、紫绀、血压下降，呼吸中枢麻痹导致死亡。

根据中毒程度轻重症状表现，随毒剂剂量的大小，中毒症状可分为轻度、中度、重度三度。

（1）轻度中毒。以毒蕈样症状为主，兼有轻度中枢症状和局部烟碱样症状。有缩瞳、胸闷、呼气性呼吸困难、心动徐缓或过速、流涎、多汗、恶心、呕吐等毒蕈碱样症状；有紧张、焦虑、恐惧、不安、情绪不稳、眩晕、失眠、多梦等轻度中枢神经系统症状；有疲乏无力、面部眼睑肌颤等局部烟碱样症状。全血胆碱酯酶活力下降到正常值的70％左右。

（2）中度中毒。在毒蕈样症状和中枢症状加重的同时，出现明显的烟碱样症状。毒蕈碱样症状有视力模糊、鼻溢，呼吸困难逐渐加重，胸紧迫感、气促、喘鸣，伴有紫绀、呕吐、腹泻、大汗等；中枢症状有头痛、震颤、嗜睡、注意力不集中、记忆力障碍、反应迟钝，个别出现淡漠抑制和孤僻症状；烟碱样症状有全身肌颤、腱反射亢进、行动不稳。全血胆碱酯酶活力下降到正常的40％左右。

（3）重度中毒。中枢神经系统症状、毒蕈碱样症状和烟碱样症状同时出现且严重，以中枢症状更为突出。由于病情迅速发展，上述症状更为明显。瞳孔缩小呈针尖状，大汗，大量流涎、大量水样分泌物由口鼻流出，支气管腺体分泌物增加而引起呼吸阻塞，紫绀加重，腹部疼痛加重，大小便失禁。全身广泛性肌颤、四肢抽搐、运动失调、语言不清、组词困难，出现强直性阵发性惊厥、昏迷、反射消失、瞳孔放大、潮式呼吸。最后由于呼吸功能麻痹而死亡。全血胆碱酯酶活力下降到正常的20％以下。

根据中毒途径不同症状表现，首先出现的局部症状和潜伏期均有区别。蒸气态或气溶胶态神经性毒剂中毒时，首先出现眼和呼吸道局部症状，在数分钟内出现瞳孔缩小、前额疼痛、视力模糊、胸闷和喘息，并有流泪、结合膜充血、流鼻涕、鼻黏膜充血等体征，然后迅速出现全身中毒症状；液滴态神经性毒剂对皮肤无刺激性，染毒后不易立即发现，首先出现局部肌颤和出汗。由于毒剂经皮肤吸收较慢，经过几十分钟到几小时的潜伏期后，出现全身中毒症状，但出现明显全身中毒症状后，则病程发展也很快。由于毒剂经皮肤逐步吸收入血液，首先抑制血液胆碱酯酶活力，所以通常血液胆碱酯酶活力受到明显抑制后才出现全身中毒症状。口服染毒水或食物首先出现腹痛、呕吐、腹泻等胃肠道症状，然后迅速出现全身中毒症状。毒剂液滴落入伤口可迅速被吸收，造成全身中毒，危险性很大。局部主要症状是伤口部位肌肉抽动，无炎症现象。

中毒的急救措施：

（1）呼吸道吸入者，应立即离开现场，至空气新鲜流通的地方；有条件者可吸入氧气。

（2）如果皮肤黏膜沾染，应立即脱去衣服，并用肥皂或其他碱性溶液充分洗净。

（3）如毒物已经消化道进入，应立即用碱性溶液（小苏打水、淡肥皂水）洗胃、催吐等。应用特效拮抗物，如阿托品等。同时使用胆碱酯酶复活剂，如解磷定、氯磷定、双复磷等。

# 第四部分　化学烧伤的急救

## 57. 发生化学性眼灼伤时，如何急救？

酸、碱等化学物质溅入眼部引起损伤，其程度和预后决定于化学物质的性质、浓度、渗透力，以及化学物质与眼部接触的时间。常见的有硫酸、硝酸、氨水、氢氧化钾、氢氧化钠等灼伤，而碱性化学品的毒性较大。

灼伤症状：

（1）低浓度酸、碱灼伤时，眼部症状表现为刺痛、流泪、怕光，眼睑、结膜充血，结膜和角膜上皮脱落。

（2）高浓度酸、碱灼伤时，眼部症状表现为剧烈疼痛、流泪、怕光、眼睑痉挛、眼睑及结膜高度充血水肿、局部组织坏死。

（3）严重的酸、碱灼伤时，可损害眼的深部组织，出现虹膜炎、前房积脓、晶体混浊、全眼球炎，甚至眼球穿孔、萎缩或继发青光眼。

急救措施：

（1）发生眼部化学性灼伤，应立即彻底冲洗。现场可用自来水冲洗，冲洗时间要充分，半小时左右。如无水龙头，可把头浸入盛有清洁水的盆内，用手把上下眼睑翻开，眼球在水中轻轻左右摆动冲洗，然后再送医院治疗。

（2）用生理盐水冲洗，以去除和稀释化学物质。冲洗时，应注意穹隆部结膜是否有固体化学物质残留，并去除坏死组织。当有石灰和电石颗粒时，应先用植物油棉签清除，再用水冲洗。

# 58. 发生化学性皮肤灼伤时，如何急救？

（1）迅速将伤员移离现场，脱去被污染的衣物，立即用大量流动清水冲洗创面 20～30 分钟。碱性物质污染后冲洗时间应延长，特别注意眼及其他特殊部位，如头面、手、会阴的冲洗。灼伤创面经水冲洗后，必要时进行合理的中和治疗，例如，氢氟酸灼伤，经水冲洗后需及时用钙、镁的制剂局部中和治疗，必要时用葡萄糖酸钙动、静脉注射。

（2）化学灼伤创面应彻底清创、剪去水疱、清除坏死组织。深度创面应立即或早期进行削（切）痂植皮及延迟植皮。例如，黄磷灼伤后应及早切痂，防止磷吸收中毒。

（3）对有些化学物灼伤，如氰化物、酚类、氯化钡、氢氟酸等在冲洗时应进行适当解毒急救处理。

（4）化学灼伤合并休克时，冲洗从速、从简，积极进行抗休克治疗。

（5）积极防治感染、合理使用抗生素：

1）清创后，创面外搽 1%磺胺嘧啶银霜剂（磺胺过敏者忌用）。

2）伤后 3 天内选用青霉素，预防乙型链球菌感染。

3）大面积深度灼伤、休克期病情不平稳，曾经长途转运或合并爆炸伤以及创面严重感染、不易干燥、有出血点、创缘明显炎性浸润，伤后第二天即应调整抗生素，选择主要针对革兰氏阴性杆菌的抗生素，如氨苄青霉素、氧哌嗪青霉素或第二、第三代头孢菌素（头孢哌酮），必要时联合应用一种氨基糖苷类抗生素（链霉素、庆大霉素或丁胺卡那霉素等），并兼用抗阳性球菌的抗生素。若有继续使用抗生素的指征，则根据药敏重新调整抗生素。

4）植皮手术前创面培养分离到乙型溶血性链球菌，必须于术前和术后全身应用大剂量青霉素。青霉素过敏者选用红霉素。

5）灼伤后期引起败血症的病原菌主要是金黄色葡萄球菌，故应选择对金黄色葡萄球菌敏感的抗生素，但大多数对青霉素耐药，常用耐青霉素酶的青霉素，如苯唑青霉素（P12）或头孢菌素（第一代如头孢氨苄、头孢唑啉、头孢噻吩），但仍不能忽视革兰氏阴性杆菌感染的可能性。

6）关于重症感染中抗生素的应用，一般原则为一种 β-内酰胺类抗生素（包括青霉素类和头孢菌素类）加一种氨基糖苷类（包括链霉素、庆大霉素、丁胺卡那霉素等）较为合适，具体用药方案应取决于致病菌种类和药敏试验。

腐蚀物品造成的灼伤与一般火灾的烧伤烫伤不同，开始时往往感觉不太疼，但发觉时组织已灼伤。所以对触及皮肤的腐蚀物品，应迅速采取急救措施。常见几种腐蚀物品触及皮肤时的急救方法是：

（1）氢氧化钠、氢氧化钾、氢化钙、氢碘酸、氢溴酸、氯磺酸触及皮肤时，应立即用水冲洗。如皮肤已腐烂，应用水冲洗20分钟以上，再护送医院治疗。

（2）三氯化磷、三溴化磷、五氯化磷、五溴化磷、溴触及皮肤时，应立即用清水冲洗15分钟以上，再送往医院救治。

（3）盐酸、磷酸、偏磷酸、焦磷酸、乙酸、乙酸酐、氢氧化铵、次磷酸、氟硅酸、亚磷酸、煤焦酚触及皮肤时，应立即用清水冲洗。

（4）无水三氯化铝、无水三溴消化铝触及皮肤时，可先干拭，然后用大量清水冲洗。

（5）甲醛触及皮肤时，可先用水冲洗后，再用酒精擦洗，最后涂以甘油。

（6）碘触及皮肤时，可用淀粉质（如米饭等）涂擦，这样可以减轻疼痛，也能褪色。

化学性皮肤灼伤是化学物直接对皮肤的刺激腐蚀作用及化学反应热引起的急性皮肤损伤，可伴有高温化学物引起的热灼伤、眼灼伤和呼吸道灼伤，有些化学物可经皮肤、黏膜吸收中毒。

# 59. 发生酸灼伤时，如何急救？

酸灼伤大多由硫酸、硝酸、盐酸引起。此外，还有由铬酸、高氯酸、氯磺酸、磷酸等无机酸和乙酸、冰醋酸等有机酸引起。液态时引起皮肤灼伤，气态时吸入可造成呼吸道的吸入性损伤。灼伤的程度与皮肤接触酸的浓度、范围以及伤后是否及时用大量流动水冲洗有关。有机酸种类繁多，化学性质差异大，其致灼伤作用一般较无机酸弱。

发生酸灼伤时有以下症状：

（1）酸灼伤引起的痂皮色泽不同，是因各种酸与皮肤蛋白形成不同的蛋白凝固产物所致，如硝酸灼伤为黄色、黄褐色；硫酸灼伤为深褐色、黑色；盐酸灼伤为淡白色或灰棕色。

（2）酸性化学物质与皮肤接触后，因细胞脱水、蛋白凝固而阻止残余酸向深层组织侵犯，故病变常不侵犯深层（HF 例外），形成以Ⅱ度为主的痂膜，其痂皮不易溶解、脱落。

（3）Ⅱ度酸灼伤的痂皮，其外观、色泽、硬度类似Ⅱ度焦痂。切痂前，应予注意。但缺乏皮下组织的部位如手背、胫骨前、足背、足趾等处，较长时间接触强酸较易造成Ⅱ度灼伤。一般判断痂皮色浅、柔软者，灼伤较浅。痂皮色深、较韧如皮革样，脱水明显而内陷者，灼伤较深。

酸灼伤的急救措施：

（1）迅速脱去或剪去被污染的衣物，创面立即用大量流动清水冲洗，冲洗时间约20～30分钟。硫酸灼伤强调用大量水快速冲洗，以便既能稀释酸，又能使热量随之消散。

（2）中和治疗，冲洗后以5％碳酸氢钠液湿敷，中和后再用水冲洗，以防止酸进一步渗入。

（3）清创，去除水疱，以防酸液残留而继续作用。

（4）创面一般采用暴露疗法或外涂1％磺胺嘧啶银冷霜。

（5）头、面部化学灼伤时要注意眼、呼吸道的情况，如发生眼灼伤，应首先彻底冲洗。如有酸雾吸入，注意化学性肺水肿的发生。

# 60. 硝酸灼伤时的急救措施有哪些？

硝酸（$HNO_3$）属于酸性腐蚀品，硝酸纯品为无色透明的发烟液体，有酸味，溶于水，在醇中会分解，为强氧化剂，能使有机物氧化或硝化。它用途极广，主要用于有机合成、生产化肥、染料、炸药、火箭燃料、农药等，还常用作分析试剂、电镀、酸洗等作业。在工业生产活动中或意外泄漏的情况下，如果不注意防护、处置不当可引起皮肤或黏膜灼伤、腐蚀。同时，产生的氮氧化物气体可对呼吸系统造成严重损害。

硝酸经吸入、食入或经皮吸收，均会对人体造成损害。

皮肤组织接触硝酸液体后可对皮肤产生腐蚀作用。硝酸与局部组织的蛋白质结合形成黄蛋白酸，使局部组织变为黄色或橙黄色，后转为褐色或暗褐色，严重者形成灼伤、腐蚀、坏死、溃疡。硝酸蒸气中含有多种氮氧化物，如 NO、$NO_2$、$N_2O_3$、$N_2O_4$ 和 $N_2O_5$ 等，其中主要是 NO。人体吸入后，硝酸蒸气会缓慢地溶解于肺泡表面上的液体和肺泡的气体中，并逐渐与水作用，生成硝酸和亚硝酸，对肺组织产生剧烈的刺激和腐蚀作用，使肺泡和毛细血管通透性增加，而导致肺水肿。

急救措施：

（1）皮肤或眼睛接触。硝酸有极度腐蚀性，可引起组织快速破坏，如果不迅速、充分处理，可引起严重刺激和炎症，出现严重的化学烧伤。稀硝酸可使上皮变硬，不产生明显的腐蚀作用。皮肤接触后应立即脱离现场，去除污染衣物，创面用大量流动清水冲洗 20～30 分钟，然后以 5％弱碱碳酸氢钠或 3％氢氧化钙浸泡或湿敷约 1 小时左右，也可用 10％葡萄糖酸钙溶液冲洗，然后用硫酸镁浸泡 1 小时，尽快就医。

眼睛接触后应立即脱离现场，翻开上、下眼睑，用流动清水彻底冲洗并尽快就医。

（2）食入。食入硝酸引起口腔、咽部、胸骨后和腹部剧烈灼热性疼痛。口唇、口腔和咽部可见灼伤、溃疡，吐出大量褐色物。严重者可发生食管、胃穿孔及腹膜炎、喉头痉挛、水肿、休克。食入后急救中可用牛奶、蛋清口服，禁止催吐、洗胃。

（3）吸入。硝酸蒸气有极强烈刺激性，腐蚀上呼吸道和肺部，急性接触可产生呼吸道刺激反应，引起肺损伤，降低肺功能。在接触时也可不出现反应，但是数小时后出现迟发症状，引起呛咳、咽喉刺激、喉头水肿、胸闷、气急、窒息，严重者经一定潜伏期（几小时至几十小时）后出现急性肺水肿表现。

急救中，救援人员必须佩戴空气呼吸器进入现场。如无呼吸器，可用小苏打（碳酸氢钠）稀溶液浸湿的毛巾掩口鼻短时间进入现场，快速将中毒者移至上风向空气清新处。注意保持中毒者呼吸通畅，如有假牙须摘除，必要时给予吸氧，雾化吸入舒喘灵气雾剂或5％碳酸氢钠加地塞米松雾化吸入。如果中毒者呼吸、心跳停止，立即进行心肺复苏；如果中毒者呼吸急促、脉搏细弱，应进行人工呼吸，给予吸氧，肌肉注射呼吸兴奋剂尼可刹米0.5～1.0克。

# 61. 硫酸灼伤时的急救措施有哪些？

硫酸有强烈的腐蚀性和吸水性，遇水会发生高热而爆炸。与许多物质，特别是木屑、稻草、纸张等接触会有剧烈反应，放出高热，并可引起燃烧。遇到电石、高氯酸盐、硝酸盐、苦味酸盐、金属粉末及其他可燃物等能剧烈反应，发生爆炸或燃烧。

硫酸的最大消费者是化肥工业，用以制造磷酸、过磷酸钙和硫酸铵。在石油工业中，硫酸用于汽油、润滑油等产品的精炼，钢铁工业需用硫酸进行酸洗，以除去钢铁表面的氧化铁皮，所以从事这些行业的工人都有机会接触到硫酸。鉴于硫酸会对人体造成极大的伤害，工人上岗前必须具备一些关于硫酸急救的知识。

吸入硫酸气体时，首先应将硫酸污染源移走或者将受害者移到有新鲜空气的地方。如果受害者觉得呼吸困难，最好在受过培训的人员帮助下，根据医生的建议吸入氧气。

切忌让受害者到处走动。肺水肿的症状可能会在意外发生后48小时之内出现，此时应立即将受害者送往急救部门。

皮肤表面接触到硫酸，应尽快用温水轻轻冲洗接触到硫酸的部位至少20～30分钟。如果伤者仍感到刺热疼痛，则要反复冲洗，冲洗过程不能中断。如有必要，让救护车在外等待。在用水冲洗的过程中，应将被硫酸污染过的衣物、鞋子和其他皮制品（如手表带、皮带）去除扔掉。

眼睛接触到硫酸，要尽快用温水轻轻冲洗 20～30 分钟，过程中要保持眼睑打开。如果条件允许，应尽快用中性生理盐水冲洗。另外要特别注意的是，冲洗过程中，不要让冲洗眼睛的水溅到未被污染的眼睛或脸上。如果伤者仍感到刺热疼痛，则要反复冲洗，并尽快将伤者送到急救部门。

不小心吞下硫酸，若伤者已经失去意识，不省人事或正在抽搐时，切忌往伤者嘴里送任何东西。用水彻底冲洗伤者的口腔，但不要诱导伤者呕吐。让伤者喝下 240～300 毫升水，用以稀释胃部的硫酸。如果有牛奶，可以在伤者喝水后让其喝下。如果呕吐自发性发生，则要反复给伤者喝水，并且尽快将伤者送到急救部门。

# 62. 氢氟酸烧伤如何急救？

氢氟酸是一种无机酸，具有强腐蚀性，它可以引起特殊的生物性损伤。作为一种清洗剂，氢氟酸已被广泛应用于高级辛烷燃烧、制冷剂、半导体制造以及玻璃磨砂和石刻等工业领域。在国外，有些家庭也用此作为除锈剂。因此，在工业化城市急诊室或职业病治疗中心，经常见到应用氢氟酸而引起的损伤。

氢氟酸由氯化氢与高品位氟矿石反应产生的氟化氢气体冷却液化而成，40%～48% 的氢氟酸溶液即可产生烟雾，它是一种高溶解性的溶质，其渗透系数与水相近。通过氟化氢分子扩散可实现氟离子的跨膜转运，主要出现低钙、高钾和低钠血症。

氢氯酸烧伤急救措施：

（1）早期处理。烧伤后应立即脱去被污染的衣物，并用大量清水彻底冲洗烧伤创面。

（2）钙剂的外用。将钙剂直接涂于创面，进行创面湿敷等方法，临床应用的结果表明疗效是令人满意的。

（3）糖皮质激素的应用。糖皮质激素可配合外用药应用，眼部烧伤或深度烧伤的伤员可以口服。

（4）手术治疗。深度氢氟酸烧伤的伤员，手术治疗是根本性的治疗措施。

（5）眼部损伤的治疗。眼部损伤用大量清水冲洗后，可继续用1%的葡萄糖酸钙及可的松眼药水滴眼，并口服倍他米松类药物，并根据情况进行眼科的专项治疗。

（6）吸入性损伤的治疗。氢氟酸浓度在40%时即可产生烟雾。因此，接触高浓度氢氟酸时若无安全保护措施，可能导致吸入性损伤。对于有吸入性损伤的患者应立即通过面罩或鼻导管输给纯氧、雾化溶液。密切注意水肿引起的上呼吸道梗阻。

（7）对重症伤员的救治。对重症伤员除进行上述治疗外，还应进行积极的综合治疗。重症患者或伴有吸入性损伤者应进行重症监护，进行心电图和血钙浓度的连续监测，以积极防治低钙血症，必要时通过静脉途径补充钙离子，使血钙浓度维持在正常范围。

预防措施：

对有关人员应进行经常性的防护知识宣传，同时对生产设备定期检修，强化密闭，注意室内通风。接触氢氟酸的人员宜穿戴防护衣裤、手套和眼镜，必要时戴浸药口罩，即在口罩中夹有经碳酸钙溶液浸润后晾干的纱布。在使用氢氟酸的地方应备有水源及含钙的溶液。一旦致伤，除在现场急救处理外，应立即送专科医院以便及时诊治。

# 63. 石炭酸烧伤如何急救?

石炭酸（苯酚）是医学、农业和塑料工业中常用的化学试剂，石炭酸烧伤时有发生。石炭酸溶于酒精、甘油、植物油和脂肪，在 100克水中可溶解 9.3 克。

石炭酸经皮肤或胃肠道黏膜吸收，局部的吸收率与接触面积和时间成正比。石炭酸蒸气可很快从肺部被吸收，其吸收率与蒸气的浓度和呼吸的频率有关。接触浓石炭酸可产生较厚的凝固坏死层，形成无血管屏障，可以阻止石炭酸的进一步被吸收。石炭酸进入血液后，会影响中枢神经系统、肝、肾、心、肺和红细胞的功能。

碳酸烧伤有以下症状:

（1）局部表现。10％的石炭酸溶液可使皮肤呈白色或棕色，浓度越高，坏死越严重。经常接触石炭酸复合物的工人，由于皮肤的色素细胞受损，往往发生皮肤白斑，停止接触后白斑仍会进行发展，局部皮肤可失去痛觉。

（2）全身表现。中枢神经系统开始兴奋，各种反应亢进，震颤、抽搐和肌痉挛。痉挛发生频繁，最后转入抑制，常因呼吸衰竭而死亡。周围神经系统主要表现为神经纤维末梢的破坏，痛觉、触觉和温觉丧失。

急救措施:

在烧伤现场立即用大量水冲洗，若备有 50％聚乙烯二醇、丙烯乙二醇、甘油、植物油或肥皂，可在水中冲洗后，擦拭创面，阻止其扩散。

# 64. 铬酸烧伤如何急救?

铬酸及铬酸盐用途较广，在工业上用于制革、塑料、橡胶、纺织、印染和电镀等。铬酸腐蚀性和毒性大，可以合并铬中毒，大面积烧伤死亡率也很高。金属铬本身无毒，铬酸、铬酸盐及重铬酸盐1～2克即可引起深部腐蚀烧伤，烧伤可达骨骼，6克即为致死量。

铬酸烧伤表现往往同时合并火焰或热烧伤，如不注意往往被忽略。烧伤后皮肤表面为黄色。由于铬酸的腐蚀作用，早期症状是创面疼痛难忍，不同于一般深度烧伤。当发现有溃疡时，则已很深。溃疡口小、内腔大，可深及肌肉及骨骼，愈合甚慢。口鼻黏膜也可形成溃疡、出血或鼻中隔穿孔。

铬离子可以从创面被吸收，引起全身中毒，即使中小面积也可造成死亡。常表现有头昏、烦躁不安等精神症状，继而发生神志不清和昏迷，往往同时伴有呼吸困难和紫绀。可损害肾脏，对胃黏膜有强烈的刺激作用，可出现频繁的恶心、呕吐、吞咽困难、溃疡和出血。

急救措施：

（1）局部处理。局部先用大量清水冲洗。口鼻腔可用2％碳酸氢钠溶液漱洗。创面水泡应剪破，继用5％的硫代硫酸钠液冲洗或湿敷，也可用1％的磷酸钠或硫酸钠溶液湿敷。

对于小面积的铬酸烧伤，用上述方法均可奏效。Ⅲ度铬烧伤伴有热烧伤时，可以早期切除焦痂，但对于大面积者，效果不肯定，仍可能因中毒而死亡。

（2）中毒的防治。目前尚无特殊全身应用的解毒剂，早期可用甘露醇、依地酸钙钠、二硫基丙醇和维生素C等方法。

## 65. 发生碱灼伤时，如何急救？

常见碱灼伤为苛性碱（氢氧化钾、氢氧化钠）、石灰和氨水灼伤。氢氧化钠为白色不透明固体，易溶于水，与水化合形成水合物，产生大量热。氢氧化钾是白色半透明晶体，也易溶于水。两者均有较强的吸水性。生石灰即氧化钙，具有强烈的吸水性，与水化合生成氢氧化钙（熟石灰），并放出大量的热。氨气为无色、有刺激臭味的气体，易溶于水，形成氢氧化铵，即氨水。

碱烧伤时有以下症状：

（1）碱性化学物质与皮肤接触后使局部细胞脱水，皂化脂肪组织向深层组织侵犯。有时皮肤表现为湿润油腻状，甚至皮纹、毛发均存在，而损伤已超过皮肤全层，故灼伤初期对深度往往估计不足。碱灼伤造成的损害比酸灼伤更严重。

（2）苛性碱灼伤深度，通常都在深Ⅱ度以上，刺痛剧烈，溶解性坏死使创面继续加深、焦痂软。感染后易并发创面脓毒症。苛性碱蒸气对眼和上呼吸道刺激强烈，可引起眼和上呼吸道灼伤。

碱灼伤急救措施：

（1）立即用大量流动水持续冲洗 20～30 分钟，甚至更长时间。苛性碱灼伤后要求冲洗至创面无滑腻感。在用流动水冲洗前，避免使用中和剂，以免产生中和热，加重灼伤。冲洗后也可用弱酸（3％硼酸）中和液，但用中和液后，必须再用清水冲洗。

（2）碱灼伤后，需要适当静脉补液。

（3）早期削痂、切痂植皮。

（4）注意全身状况，以及口、鼻、咽喉等呼吸道灼伤情况，明确有无吸入史。注意观察病情，及时进行相应处理。

# 66. 磷烧伤如何急救？

磷在工业上用途甚为广泛，如制造染料、火药、火柴、农药杀虫剂和制药等。因此，在化学烧伤中，磷烧伤仅次于酸、碱烧伤，居第三位。

磷烧伤后可由创面和黏膜被吸收，引起肝、肾等主要脏器损害，导致死亡；也可因磷蒸气经呼吸道黏膜吸收，引起中毒。主要受损的脏器为心、肺、肝和肾，以肝、肾的损害最为严重。磷也可以从黏膜（呼吸道或消化道）被吸收中毒，内脏的病理变化与经创面被吸收后的变化相似，唯脂肪肝较明显。

磷烧伤局部表现是热及化学物质的复合烧伤。早期经硫酸铜处理的Ⅲ度磷烧伤经过包扎治疗后，刚揭除敷料时创面为白色，暴露后呈蓝黑色，三天后则完全变为焦黑色。磷烧伤的主要临床表现为头痛、头晕和全身乏力，以及呼吸系统症状、心率慢或心律不齐和神经系统表现。

五氧化二磷或三氯化磷对呼吸道黏膜有强烈的刺激性，磷化氢中毒时，也可使气管、支气管、肺、肝和肾脏充血或水肿。

急救措施：

由于磷及其化合物可被创面或黏膜吸收，引起全身中毒，故不论磷烧伤的面积大小，都应十分重视。

（1）现场抢救。应立即扑灭火焰，脱去被污染的衣服，用大量清水冲洗创面及其周围的正常皮肤。冲洗水量应足够大，若仅用少量清水冲洗，不仅不能使磷和其化合物冲掉，反而使其向四周溢散，扩大烧伤面积。

在现场缺水的情况下，应用浸透的湿布（或尿）包扎或掩覆创面，以隔绝磷与空气接触，防止其继续燃烧。转送途中切勿让创面暴露于空气中，以免复燃。

（2）创面处理。清创前，将伤部浸入冷水中，持续浸浴，最好用流动水。

1）进一步清创，可用 $1\%\sim2\%$ 的硫酸铜溶液清洗创面。若创面已不再发生白烟，表示硫酸铜的用量与时间已够，应停止使用。因为硫酸铜可以从创面被吸收，大量应用后可发生中毒，尤其是用高浓度溶液更易发生。硫酸铜的作用是与表层的磷结合成为不能继续燃烧的磷化铜，以减少对组织的继续破坏。同时磷化铜为黑色，便于清创时识别。但对已经侵入组织中的磷及其化合物，硫酸铜并无作用。

2）清除的磷应妥善处理，不乱扔，以免造成工作人员、物品的损伤，甚至火灾。

3）磷颗粒被清除后，再用大量生理盐水或清水冲洗，清除残余的硫酸铜溶液和磷燃烧的化合物，然后用 $5\%$ 碳酸氢钠溶液湿敷，中和磷酸，以减少其继续对深部组织的损害。

4）创面清洗干净后，一般应用包扎疗法，以免暴露时残余磷与空气接触燃烧。包扎的内层禁用任何油质药物或纱布，避免磷溶解在油质中被吸收。如果必须应用暴露疗法时，可先用浸透 $5\%$ 碳酸氢钠溶液的纱布覆盖创面，24 小时后再暴露。

5）为了减少磷及磷化合物的吸收及防止其向深层破坏，导致深度磷烧伤，应争取早期切痂。

（3）全身治疗。对无机磷中毒的治疗，目前尚无有效的解毒剂，主要是促进磷的排出和保护各重要脏器的功能。

# 67. 镁烧伤如何急救？

镁是一种软金属，燃烧时温度可高达 1 982 摄氏度，在空气中能自燃，熔点是 651 摄氏度。液态镁在流动过程中可以引起其他物质的燃烧，与皮肤接触时，可引起燃烧。镁是目前金属燃烧弹中常用的元素之一。

镁与皮肤接触后使皮肤形成溃疡，开始较小，而溃疡的深层往往呈不规则形状，镁烧伤发展的快慢和镁的颗粒大小有关。烧伤若向四周发展较慢，也有可能向深部发展。镁被吸入或被吸收后，伤员除有呼吸道刺激症状外，可能有恶心、呕吐、寒战或高热等症状。

镁烧伤的急救处理同一般化学烧伤。由于镁的损伤作用可向皮肤四周扩大，因此对已形成的溃疡，可在局部麻醉下将其表层用刮匙搔刮，如此可将大部分的镁移除。若侵蚀已向深部发展，必须将受伤组织全部切除，然后植皮或延期缝合。如有全身中毒症状，可用 10％的葡萄糖酸钙静脉注射 20～40 毫升，每日 3～4 次。

# 68. 沥青烧伤如何急救?

沥青在常温下为固体，当加温到 232 摄氏度以上时呈液态，飞溅到人体表面会造成损伤。

沥青中含有苯、萘、蒽、吡啶、咔唑及苯并芘等毒性物质。煤焦油沥青是目前工业上常用的沥青，其毒性最大，它是煤炭干馏所产生的煤焦油经提炼后残存的物质，俗称柏油。当人吸入沥青蒸气或粉尘可导致上呼吸道炎症或化学性肺炎，甚至引起全身中毒。

沥青烧伤有以下症状：

（1）局部创面。由于沥青黏着性强，高温熔化的沥青黏着皮肤后，不易除去，若温度高且散热慢，往往形成深Ⅱ度或Ⅲ度烧伤；若温度已较低，则在沥青黏着中心部位形成浅Ⅱ度或Ⅲ度烧伤，部分创面染有沥青，经溶剂清除后，往往只表现为Ⅰ度烧伤。

接触沥青的工人，由于暴露部位的皮肤和黏膜长时间与沥青烟雾或尘埃接触，可形成急性皮炎或浅Ⅱ度烧伤。有时还会有视物模糊、流泪、胀痛等结膜炎表现。

（2）全身中毒。发生大面积沥青烧伤者，可出现头痛、眩晕、耳鸣、乏力、心悸、失眠或嗜睡、胸闷、咳嗽、腹痛、腹泻或便血、尿少、精神异常等，甚者可昏迷、死亡，常伴有体温升高，类似苯中毒。急性肾功能衰竭往往是导致死亡的主要原因。

急救措施：

（1）创面处理。在现场，立即用冷水冲洗降温。烧伤面积较大时，在休克复苏稳定后应及早清除创面沥青，以便阻止毒物被吸收并早日诊断烧伤创面深度，利于治疗。清除沥青的溶剂有松节油、汽油等。大面积创面宜用松节油擦洗等方法。

（2）刺激性皮炎和黏膜处理。停止接触沥青和避免阳光暴晒，避免用对光敏感的药物，如磺胺、氯丙嗪（冬眠灵）、异丙嗪（非那根）等。皮肤局部禁用红药水和紫药水。眼结膜炎用生理盐水冲洗，可用0.25％的金霉素眼液或金霉素眼膏。

（3）全身治疗。有全身中毒症状者，静脉注射葡萄糖酸钙和大剂量维生素 C、硫代硫酸钠等。注意维护肝、肾功能。

# 第五部分　五官、呼吸道、食道损伤的急救

## 69. 眼内有异物时如何急救?

异物进入眼中是最常见的眼睛创伤。急救措施有:

(1) 异物进入眼睛后,千万不要用手去揉眼。伤者可以反复眨眼,激发流泪,让眼泪将异物冲出来。

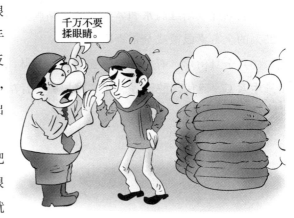

千万不要揉眼睛。

(2) 用手轻轻把患眼的眼睑提起,眼球同时上翻,泪腺就会分泌出泪水把异物冲出来,也可以同时咳嗽几声,把灰尘或沙粒咳出来。

(3) 取一盆清水,吸一口气,将头浸入水中,反复眨眼,用水漂洗,或用装满清水的杯子罩在眼上,冲洗眼睛。也可以侧卧,用温水冲洗眼睛。

(4) 如果异物还留在眼内,可请人翻开上眼皮,检查上眼睑的内

表面。或者拿一根火柴棍或大小相当的物体抵住伤者的上眼皮，另一只手翻起伤者下眼皮，检查下眼睑的内表面。一旦发现异物所在，用棉签或干净手帕的一角浸湿后将异物擦掉，也可用舌头舔出异物。

（5）如果异物在黑眼球部位，应让患者转动眼球几次，让异物移至眼白处再取出。

（6）如果异物是铁屑类物质，先找一块磁铁洗净擦干，将眼皮翻开贴在磁铁上，然后慢慢转动眼球，铁屑可能被吸出。如果不易取出，不应勉强挑除，以免加重损伤引起危险，应立即送医院处理。

（7）异物取出后，可适当滴入一些消毒眼药水或挤入眼药膏，以预防感染。

（8）眼睛如被强烈的弧光照射，产生异物感或疼痛，可用鲜牛奶或人乳滴眼，一日数次，一天至两天即可治愈。

（9）采用上述方法无效或愈加严重，或异物嵌入眼球无法取出，或虽已被剔除，患者仍感到持续性疼痛时，应用厚纱布垫覆盖患眼，请医生诊治。

## 70. 眼睛刺伤时如何急救？

如果患者的眼睛被物体刺伤，应该立即让其仰躺，设法支撑其头部，使之保持静止不动，并尽量避免躁动、啼哭。切不可擅自拔除刺入眼中的异物，以免造成不能补救的损失。同时，不可随便对伤眼进行擦拭或清洗，更不可压迫眼球，以防更多的眼内容物被挤出来。如果看到伤者眼球鼓出，或从伤者眼球内脱出东西，不要将脱出物推回眼内，这样做极可能会导致失明。正确的做法应该是立即用消毒纱布轻轻盖上伤眼，然后再用绷带松松地包扎，保证覆盖的纱布不会移动即可。如果没有消毒纱布，也可用清洁的手帕或未使用过的毛巾代替。千万不可用力包扎，以不压及伤眼为原则。如果有物体刺在眼上或眼球脱落时，可用纸杯或塑料杯扣在眼睛上，注意不要碰触或施压，然后再将纸杯或塑料杯用绷带包扎起来。包扎时要进行双眼包扎，因为只有这样才可减少因为另一只健康眼睛的运转而造成伤眼的转动，避免伤眼因摩擦和挤压而加重伤口出血和眼内容物继续流出等严重后果。此外，包扎时切不可使用眼药水或眼药膏，那样会增加感染的机会，给以后医生的手术带来麻烦。

眼睛受伤出现青肿也是在野外可能会遇到的情况，主要是由于眼眶和眼睑受到外力撞击后引起内出血而产生的。如果眼球、颅骨没有受伤，可用冷敷法治疗。一般可用冰袋冷敷，即可消退肿胀，两天后即可治愈，缓解疼痛。

# 71. 耳朵受伤时如何急救？

在诸多耳伤中，外伤属于容易处理的一类，对伤者的影响并不太大，唯有鼓膜穿破会给人造成残疾。所以一旦发生了鼓膜穿破现象，一定要细心呵护患者，以免加重伤情。最不可行的做法是让伤者拍打耳部，以图恢复听觉。这种做法极可能使本来还可恢复的听觉彻底丧失。正确的做法是扶起伤者的上半身，使其受伤的耳朵一侧向下，让血液或脓水流出，然后用干净的纱布盖住受伤的耳朵，用绷带或毛巾轻轻包扎好，以保护伤口。需要注意的是，切不可堵塞耳朵，以免中耳压力升高。处理后，立即找医生或送医院诊治。

还有一种独特的耳伤，就是小虫入耳。在野外旅行时，小虫入耳的事会经常发生。一旦小虫入耳，切不可用挖耳勺、发夹之类的东西乱掏，因为虫子的头部是向耳朵里面钻的，乱掏乱挖会使虫子更往里钻，严重者还会破坏鼓膜，造成耳聋。正确的做法是先采用按耳法，让小虫退出。如果小虫在左耳，那么就用右手紧按右耳；如果小虫在右耳，那么就用左手紧按左耳。如果按耳法无效，那么应该让病人侧卧，患耳朝上，向其耳道内滴几滴白酒或麻油，使小虫淹死或退出。如果小虫死于耳中，要用温开水轻轻洗耳，使小虫顺水流出，也可用镊子夹出小虫。还有一种办法不妨一试，小虫一般喜欢光亮，如果小虫钻入耳道，可用手电筒、电灯泡照射耳内，那么小虫很可能会被引出来。

## 72. 外耳道有异物时如何急救？

不论什么性质的物质、以什么方式进入外耳道，都称外耳道异物。

一旦出现耳内痛、耳鸣、堵塞感、眩晕、出血、听力下降或反射性咳嗽者，且无耳病史都应想到耳内有异物。

如发生外耳道异物，急救原则是轻轻操作，取出异物并防感染。

（1）如果异物是棉球、火柴棍、纱布、纸团等，用镊子轻轻夹持取出。

（2）小而滑且圆的东西用带钩或钩环工具容易取出，不宜用镊子夹，否则越夹越深。

（3）鼓膜表面异物时，应仰头固定，在明视下小心地取出，以防损伤鼓膜。注射器吸入生理盐水，沿外耳道后壁冲洗，但不要对准异物，嘱病人头偏向患侧，用盘接水，注视异物是否被水冲出来。此法对外耳道、鼓膜病变和遇水起化学反应、遇水膨胀的异物绝对不能用。

（4）小儿取异物时常用暂时全身麻醉。

（5）外耳有嵌顿于骨中的异物需送医院开刀取出。

（6）外耳有植物性异物者，可先滴入 95％酒精，使之脱水收缩再取出。

# 73. 鼻部受伤如何急救？

鼻凸于面部，易受重物碰撞或拳、棒打击等而损伤。鼻外伤分为软组织挫伤、裂伤、鼻骨骨折。

鼻部外伤常伴有局部疼痛、肿胀、出血及外鼻形状改变等。单纯挫伤，有鼻软组织肿胀及皮下瘀血。鼻骨骨折表现为鼻梁上段塌陷或偏斜、有压痛，严重者有骨摩擦音。鼻骨骨折可单独发生，严重时可合并鼻中隔骨折，软骨脱位，上颌骨额突、鼻窦、眶壁、颅底等的外伤，导致相应部位结构及功能异常。

鼻部受伤急救措施：

（1）鼻外伤。周围用酒精擦拭，或用生理盐水或自来水将创面及周围冲洗干净，然后涂红药水或紫药水，用干净纱布覆盖。如鼻部皮肤未破，早期给予冷敷，1～2 天后给予热敷。

（2）鼻骨骨折。应及时前往医院就诊，同时用冰袋等对鼻背部冷敷，但尽量避免用力按压。若合并鼻腔出血，可捏住双侧鼻翼，同时低头，以防止血液流向咽部。避免咳嗽、打喷嚏、擤鼻等动作，应卧床休息。

# 74. 鼻出血怎么办？

鼻出血在生活中很常见。尤其气候干燥的地方更容易发生。医学上把鼻出血称为鼻衄。由于鼻黏膜的血管较丰富，位置浅表，受外伤或鼻腔本身疾患影响就很容易出血。鼻出血的部位大多在鼻中隔前下方的易出血区，青少年、儿童患者绝大多数都发生在此部位；中老年患者多见于鼻腔后部的鼻咽静脉丛和鼻中隔后部的动脉出血。

引起鼻出血可分为局部原因和全身原因。局部原因有鼻外伤、鼻黏膜干燥、急慢性鼻炎、鼻窦炎、鼻息肉、鼻疖、鼻肿瘤等；全身原因有高热、高血压、血液病、肝脏病、尿毒症等。有些妇女在月经期容易出血，称为"倒经"，这与内分泌有关。另外，营养障碍、维生素缺乏、风湿病、某些急性传染病及汞、磷、砷等化学物质中毒等均可引起鼻出血。

鼻出血多发生于一侧鼻孔，出血量少时，仅鼻涕中带有血丝；出血量多时，血可由一侧鼻孔涌出或从两侧鼻孔同时流出。出血量过大时，可出现头晕、口渴、乏力、面色苍白、出冷汗、心慌、脉搏细且速度快、血压下降，甚至休克。

少量的鼻出血，往往会不治而自行停止，一般无须特殊治疗。鼻出血后首先要对症止血再积极寻找病因。倘若出血量太多，可按如下方法紧急处理。

（1）遇到鼻出血，应冷静，千万不要紧张，因为精神紧张会导致血压增高而加剧出血。

（2）患者取坐位或半坐位，头向前倾，不能后仰，否则，血液会顺咽后壁流向喉部，引起呛咳而加重出血；或血液流入胃内，引起恶心呕吐；或血液流入阻碍气管，出现呼吸困难，引起窒息。

（3）患者张口呼吸，用拇指和食指紧捏两侧鼻翼数分钟，一般5～10分钟多能自行凝固止血，或用手指按压前发际正中线下3～6厘米处10～15分钟。

（4）可用冰块、湿冷毛巾、冰袋等敷患者前额或鼻梁处或后颈部，促使末端血管遇冷收缩止血。湿冷毛巾或冰块要经常更换，使局部保持较低温度。

（5）将病人双足浸入温水中，使下肢血管扩张，血液下行减少出血。

（6）有条件者用凡士林纱布条或明胶海绵填塞出血的鼻腔，止血效果更佳。

（7）可试用同侧耳孔吹气法。将患者患侧的耳孔拉大，然后深吸一口气，均匀地用力将气吹入其耳中，如此反复吹 3 次，一般鼻出血均能止住。

（8）将云南白药粉吹入出血鼻腔，可局部止血；也可用肾上腺素、麻黄少量滴鼻，需要注意的是高血压病人禁用此法。

（9）举手止血法。左鼻孔出血举右臂，右鼻孔出血举左臂，两鼻孔出血举双臂。血止后稍停片刻再将手臂放下。举臂时身体挺直，举起的手臂与地面垂直。

（10）导引法。将生大蒜去皮捣烂，做成 5 分硬币大小的小饼，再在患者足心涂一层植物油，在涌泉穴的位置敷上蒜饼，左鼻出血敷右足心，右鼻出血敷左足心，此法对止鼻大量出血效果较好。鼻血止住后要将蒜饼除去，不要贴敷过久，以防起泡。

为防止鼻出血，生活中应多吃富含维生素的蔬菜和水果。干燥季节可在鼻腔内涂些金霉素软膏等。对于反复出血者一定要找出病因，并根据不同情况、不同原因采取不同的综合治疗方法。如有的要输血，有的要降血压，有的要补充维生素，有的要给予抗生素预防感染，有的要手术矫正鼻中隔，有的要彻底切除鼻腔肿瘤等。

# 75. 鼻窦鼻腔异物怎么办？

鼻窦鼻腔异物是指鼻腔中存在外来的物质。异物可分为三大类：非生物类异物，如纽扣、玻璃珠、纸卷、玩具、石块、泥土等；植物类异物，如果壳、花生、豆类、果核等；动物类异物，如昆虫、蛔虫、蛆、毛滴虫、水蛭等。

异物进入鼻腔和鼻窦的方式有以下几种：儿童玩耍时自己或他人将豆类、果核、纸卷、塑料玩物等塞入鼻孔内难以自行取出，造成鼻腔异物。热带地区水蛭和昆虫较多，可爬入野浴或露宿者的鼻内。工矿爆破器物失控飞出、枪弹误伤等使石块、木块、金属片、弹丸经面部由鼻窦、眼眶及翼腭窝等处进入鼻腔。

急救措施：

（1）儿童鼻腔异物。对较大的儿童，异物较小者，可用手按紧没有异物的鼻孔，嘱儿童做擤鼻动作，将异物擤出。或用棉花或纸捻刺激鼻腔，使其打喷嚏将异物喷出。经上述处理无效者应送医院用鼻镜看清异物大小、位置和深浅度，然后用镊子或鼻异物钳将异物取出。若患儿年龄过小，或异物质地柔软，甚至已变质腐化不适宜钳取时，可用吸引器将异物吸出。

（2）开放性伤口入鼻。用酒精擦拭，或用生理盐水或自来水将创面及周围冲洗干净后，立即送医治疗。

（3）动物类异物。须先用乙醛或浸有氯仿的棉球塞入鼻腔内，使之失去活动能力，然后用鼻钳取出，或用1%丁卡因滴入鼻腔将其麻醉后再取出。

注意事项：

（1）如果鼻腔异物擤不出来或已经进入鼻腔深处，特别是圆形异物，切不可用镊子去夹，以免越夹越深，应即送医院处理。

（2）如果为尖锐异物刺入，或者异物过大，应立即送医院处理。

# 76. 气管被异物堵塞怎么办？

人有左右两肺，各有一根主支气管相通。左右主支气管最终汇集成一根总气管。总气管向上直通喉头，喉头有个声门，有两条声带分列两旁。平时呼吸时，声门大开，气流就能顺利进出。

异物落入气管，如果东西不大，可能直接进入主支气管。起初，被堵的主支气管还可能有空隙，气还能出入；时间一长，气管黏膜肿起来，就会把空隙完全堵死，变得无气进出，此侧的肺就不起作用了。如果另外一侧的肺还是好的，不至于有生命之忧。如果不把异物取出，被堵的肺则会萎缩，容易发炎得病（如肺炎、肺脓肿、脓胸等）。所以应及早把异物取走，避免后患。

要是异物比较大，卡在了总气管，由于总气管比较粗，气流也比较强大，外物往往随着呼气和吸气上下活动。气管黏膜水肿，气道分泌液产生，把总气管完全堵死，使人无法呼吸，出现窒息，有生命危险。

气管被异物堵塞常用以下的办法救治。

如图5—1所示，立即从背后把病人抱住。救治者一手握拳，顶住其上腹（相当于脐和胸骨尖端的正中间）；另一只手的手掌压在握拳手的拳头上。然后双臂用力向上、向内（病人的上腹部的内脏方

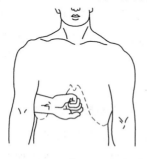
一手握拳顶住病人上腹

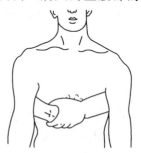
然后用另一只手握住
顶腹的一只手，双手
合力，挤压上腹部

图5—1　挤压腹部治疗气管异物

向）稍稍用力。救治者的双臂突然抱紧病人的胸部，使其胸部受到冲击，产生一股气浪，使异物能冲出气管和声门。如此反复进行，直到异物冲出为止。

因为拳头所压挤的位置是横膈（横膈是分隔胸和腹的一片肌肉），双臂和拳头向横膈冲击压缩，于是胸腔缩小，横膈上升，形成一股强大的气浪，可把异物冲出。

如病人已仰卧在地，施救者应两腿分开，骑跨在病人腰部，同样一手握拳，置于病人的脐和胸骨尖之间的中点；另一手覆盖在拳头上，双臂伸直，用同样手法推压上腹，产生气浪冲出异物。

气管内较大的异物有时堵在声带下面，不易冲出，由于呼吸受到极大阻碍，病人可能面色青紫、神志不清。这时应立即做如下处理：

先用力做双臂环抱，冲击患者上腹，使卡在声门的异物能冲出声门外。

如果异物未能冲出，应迅速托起病人下巴，做口对口吹气。做人工呼吸的目的，一是将堵住声门的异物吹下；二是输入气体，解决缺氧问题。同时迅速请医生前来做气管切开或做环甲膜穿刺，及时将病人送入附近医院救治。

# 77. 异物堵住食管怎么办？

异物堵住食管，以老人和幼儿为多。常见的异物多是鱼刺或带角的物体。整条食管并非同样粗细，有两处特别狭窄：一处在食管的高位，另一处在食管进入胃的上方，异物多半堵在这两个地方。

食管内有异物卡住时，每次咽下口水，都有不舒服的感觉，可能会呕吐。如果时间较长，被卡住的食管会出现水肿、糜烂；少数人还会有血吐出，甚至发生食管穿孔。带尖刺的异物（如较大鱼刺、带尖角的骨块）偶尔还能穿入邻近的大血管、心包或肺，这样后果就很严重了。

急救措施：

（1）让病人安静，坐下或平躺，尽量减少活动。

（2）病人有恶心想吐的感觉时，可以张嘴大口吸气，避免恶心呕吐的发生。因为胃和食管大幅度的活动，会使异物（特别是带刺或有尖角的东西）穿破食管进入心肺血管等处，那就危险了。

（3）立即送往医院救治。

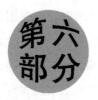

# 第六部分　紧急外伤的现场急救

## 78. 挫伤时如何急救？

人体局部受到钝器打击所引起的组织损伤，一般称为挫伤。通常皮肤未破，在皮肤上可见紫斑或皮下小血肿，局部有肿胀，按之疼痛加重。

轻度挫伤一般不需要特殊处理，局部敷贴伤湿止痛膏即可。如有血肿，伤后 48 小时内局部冷敷，48 小时后可做热敷，约一周后即可消失。

较重挫伤可用正骨水、解痉镇痛酊、红药气雾剂等涂抹表面，然后包扎。也可用樟脑酒或松节油擦抹伤处，每日 2～3 次即可。

对头部、胸部、腹部、腰部及关节部位的挫伤要特别重视，可能会引起内脏的挫伤或发生内出血（有时表面轻伤，内部伤重）。如出现伤处疼痛加重、视物模糊、恶心、呕吐、心慌或无力时，要及时到医院就诊。

## 79. 擦伤时如何急救？

擦伤通常是指皮肤的表皮擦破而言。如果擦伤很轻，没有出血，只有少量组织液渗出，又不太疼，可用医用棉签蘸取少许汞溴红药水

（红药水）涂抹在创口上，每天2～3次，2～3天后即可愈合。

如果擦伤较深，擦伤部位有明显渗血或少量渗出液，应先用医用棉签将创口表面的渗出液擦掉，再局部抹汞溴红药水，约一周后愈合。如果擦伤部位出血较多，可在局部撒上止血药，然后包扎好，最好到医院处理。

注意事项：擦伤部位若有污物或有污染的可能，要用生理盐水、自来水或凉开水把局部污物洗净，或用2.5%～3.5%的双氧水溶液清洗。需注意的是，使用双氧水消毒后应及时用生理盐水清洗伤口，然后抹上红药水，必要时进行包扎。1～2天以后，如果局部疼痛加重，说明有感染的可能，必须到医院就诊。每1～2天换药一次，直到伤口愈合为止。

## 80. 挤压伤如何急救?

手、脚被钝性物体如砖头、石块、门窗、机器或车辆等暴力挤压致伤，爆炸冲击致伤等，被称为挤压伤。挤压伤常常伤及内脏，造成胃出血、肺及肝脾破裂等。更严重的挤压伤是土方、石块的压埋伤，这种伤，常引起身体一系列的病理改变，甚至引起肾功能衰竭，称为"挤压综合征"。根据挤压伤的部位不同和程度轻重，处理的方法也不同。

挤压伤表现：受伤部位表面无明显伤口，可有瘀血、水肿、紫绀。如四肢受伤，伤处肿胀可逐渐加重；尿少，心慌、恶心，甚至神志不清；挤压伤伤及内脏可引起胃出血、肝脾破裂出血，这时可出现呕血、咯血，甚至休克。

急救措施：

（1）尽快解除挤压的因素。

（2）手指和足趾的挤伤，指（趾）甲下血肿呈黑色，可立即用冷水冷敷，减少出血和减轻疼痛。

（3）怀疑已有内脏损伤，应密切观察有无休克先兆，并呼叫救护车急救。

（4）挤压综合征是肢体被埋压后逐渐形成的，因此要密切观察，及时送医院，不要因为受伤当时无伤口就忽视问题的严重性。

（5）在转运过程中，应减少肢体活动，不管有无骨折都要用夹板固定，并让肢体暴露在流通的空气中，切忌按摩和热敷。

详细处理方法：

（1）手指和脚趾的挤压伤，可见指（趾）甲下血肿，呈黑紫色；也可为开放性损伤，甚至有指（趾）骨骨折。应立即用冷水或冰块冷敷其受伤部位，以减少出血和减轻疼痛；后期可用热敷以促进瘀血的吸收。对甲下积血应及时排出，这不仅可以止痛，还可减少感染的机会，以保存指（趾）甲。用一枚回形针，将其一端扳直作为针头，再将其另一端回形部分缠上几圈胶布，以便于手持，然后将针头在酒精灯火焰上加热，同时用酒精消毒伤甲。在针头烧红后离火，待针头红焰消失的瞬间，将针头垂直按压在积血的指甲上，稍加用力将甲壳灼通，然后立即退出，再由灼孔挤出甲下积血。如果积血范围较大，可酌情多灼几个孔，以便于挤出积血。积血被挤出后用干净纱布蘸消毒液（呋喃西林、雷凡诺）湿敷，如出血不止，可用 1：1 000 肾上腺素液自灼孔滴入，有助于止血。如果指（趾）甲脱落，要保持甲床清洁干燥，防止感染。如有指（趾）骨骨折，应尽早去医院诊治。

（2）对伤及内脏的伤员，应密切观察有无呼吸困难、脉搏细速、血压下降等情况改变，及时送往医院救治。肢体挤压伤肿胀严重者，要及时行切开减压术，以保证肢体的血液循环，防止肢体坏死。

（3）严重挤压伤发生挤压综合征的病人，主要表现为肾功能衰竭的临床症状，其后果比一般挤压伤要严重得多。对这样的伤员，应迅速、平稳、安全地送往医院抢救。

（4）有的挤压伤将指（趾）切断（如手扶门、窗或汽车门框时，因门、窗等被猛力关闭，使手指被切断），在紧急救治、止血包扎的同时，应将断下来的手指、脚趾用干净布包好（如用冰瓶、冰块降温最好），连同伤者速送医院救治，进行断指（趾）再植手术，千万不要丢弃血肉模糊的指、趾断体，更不要将断体用水洗和用任何消毒药液浸泡。

# 81. 刀刃刺伤如何急救？

刺伤在生活和生产劳动中较为常见，常为锋利的刃器所致，有的是故意伤害，往往因处理不当造成严重后果。

刃器包括水果刀、剪刀、匕首、刺刀、猎刀、三角刮刀等。其他的尖、硬物，如碎玻璃、碎瓷片、铁丝、铁钉、铁棍、钢筋、木刺也能造成刺伤。

刺伤后的病情轻重程度与刺伤的深浅程度有关。在刃器的作用下，伤口出血、疼痛，出现相应脏器的损伤表现。

刺伤胸、背部，可损伤肺、胸膜，造成血气胸、呼吸困难、憋气、休克。刺伤心脏，心脏会停止跳动，迅速死亡。刺伤腹部，可引起小肠脱出。刺伤大血管，如颈部的颈动脉、大腿部的股动脉、腹部的腹主动脉及其分支，可立即造成血管破裂，然后出现大出血现象，危及生命。

较轻的、浅的刺伤，只需消毒清洗后用干净的纱布等包扎止血就可以了，或就地取材使用替代品初步包扎后到医院进一步治疗。

（1）胸背部、腹部、头部刺伤的急救原则：

1）刺伤的刃器如刀、匕首、钢筋、铁棍等仍插在胸背部、腹部、头部时切不可立即拔出来，以免造成大出血而无法止血。应将刃器固定好，将病人尽快送到医院，在做好手术准备后，妥当地取出来。

2）刃器固定方法。刃器四周以衣物或其他物品围好，再用绷带等固定住。路途中注意保护，不得使其脱出。

3）如果刃器已被拔出，胸背部有刺伤伤口，伤员出现呼吸困难、气急、口唇紫绀等现象，这时伤口与胸腔相通，空气直接进出，称为开放性气胸，若处理不当，呼吸会很快停止。急救方法是迅速按住伤口，可用消毒纱布或清洁毛巾覆盖伤口后送医院急救。纱布的最外层最好用不透气的塑料膜覆盖，以密闭伤口，减少漏气，有条件时可给病人吸氧。病人以半坐卧位为宜。

（2）腹部刺伤的急救原则：

1）如果刺伤的刃器仍留在伤口上，切忌立即拔出来，应固定好并送往医院。

2）如果刺中腹部，导致肠管等内脏脱出来，千万不要将脱出的肠管送回腹腔内，因为会使感染机会加大。急救时可先包扎好，在脱出的肠管上覆盖消毒纱布或消毒布类，再用干净的盆或碗扣在伤口上，用绷带或布带固定，迅速送医院抢救。

3）双腿弯曲，严禁喝水、进食。

（3）轻的、细小的刺伤急救原则：轻的、细小的刺伤，伤口往往较深。尤其是铁钉、铁丝、大头针、木刺等刺伤时，如不彻底清洗，容易引起破伤风。因为深而狭小的伤口缺氧，正好有利于铁钉、木刺上的锈蚀物及尘土的破伤风杆菌生长繁殖。所以，刺伤后在处理伤口时，应在皮下或肌肉注射破伤风抗毒素。注射之前应在伤者手腕上做皮肤试验，确定不过敏方可注射。

## 82. 断肢或断指如何急救?

断肢（指）后，有时即刻造成伤者因流血或疼痛而发生休克，所以应设法首先止血，防止伤员休克。断肢伤与断指伤很多病例只要现场进行正确的处理，并在伤后 6~8 小时内通过手术进行断肢（指）再植，恢复断肢（指）的血液循环和神经功能，有可能保存肢体的完整功能。

断肢或断指急救时应通过以下方法：

（1）让伤者躺下，用一块纱布或清洁布块（如翻出干净手帕的内面），放在断肢（指）伤口上，再用绷带固定。如果找不到绷带，也可用围巾等物品包扎。

（2）如果手臂被切断，应用绷带把断臂挂在胸前，固定位置；若是一条腿断了，则与另一条腿扎在一起进行固定。

（3）料理好伤者后，设法找回断肢（指）。倘若离断的伤肢（指）仍在机器中，千万不能将肢体强行拉出，或将机器倒开（转），以免增加额外的损伤。正确的方法应是拆开机器后取出。

（4）取下断落的肢（指）体后，立即用无菌纱布或干净布片包扎，然后放入塑料袋或橡皮袋中，结扎袋口。若一时未准备好袋子或消毒纱布，可暂置于 4 摄氏度的冰箱内（不应放在冰冻室内，以免冻伤）。运送时应将装有断伤肢体的袋子放入合适的容器中，如广口保温桶等，周围用冰块或冰棍冷冻，迅速同伤员一起送医院以备断肢（指）再植。

（5）受伤的肢体，如有少许皮肤或肌腱相连，不能将其离断，应放在夹板上，然后包扎，立即送到医院紧急处理。

（6）严禁在离断伤肢（指）的断端涂抹各种药物及药水（包括消毒剂），更不能涂抹牙膏、灶灰之类的物品试图止血。

（7）严禁将断落后的肢体浸泡在酒精或福尔马林溶液中，否则会造成肢体组织细胞凝固、变性，失去再植机会；同样，也不能浸在高渗葡萄糖溶液或低渗溶液中。装有断肢（指）的袋子不能有破裂，应防止冰块与其直接接触，以免冻伤。

# 83. 滑倒跌伤时如何急救？

滑倒跌伤在建筑工地伤害中较为常见。由于外伤力小，创伤相对较轻，容易形成患侧肢体骨折等损伤，对全身状况影响一般较小。

急救措施：①检查伤情；②伤肢用木板临时固定；③呼叫车辆将伤者送入医院急诊。

# 84. 钉子扎脚时如何急救？

钉子扎脚，伤口往往很深。脏的或生锈的钉子，还容易使人感染破伤风，所以不能掉以轻心。

脚被钉子扎破后，要立刻坐下，将钉子拔出。为防止钉子在伤口内遗留，应该查看一下钉子，有没有断裂。

拔出钉子后，用手挤一挤伤口四周，流出一些血液，使伤口内的脏东西一并被带出。如果还需要继续走路，可用干净手帕盖住伤口，再用带子包扎妥当。条件允许时，要即时请医生处理（时间不要超过6小时）；也可先用碘酒涂擦伤口四周皮肤，然后拔出钉子，再涂上碘酒，用干净布包扎后，请医生进一步处理。

如果钉子拔不出来，或者发现伤口内有断钉，切不可强拔硬拉，需要请医生切开伤口取出。去诊所的途中，伤足不能着地行走，应该请人搀扶或背着前去。

处理完毕后要尽快注射破伤风预防针。

## 85. 手指戳伤如何急救？

伸直的手指突遇外力猛烈撞击，容易发生手指关节扭、挫伤，也就是通常所说的"指头受戳"。在打球、猛扳指头或者摔倒时，指头如果戳在硬物上，容易发生戳伤，尤其以拇指和无名指最常见。

指头戳伤常有以下症状：①手指肿胀疼痛；②手指不能伸直，也不能屈曲，并有剧痛；③如果指骨有小片断离，或者肌腱有撕脱，除了胀痛，末节指头还不能伸直，如图 6—1 所示。

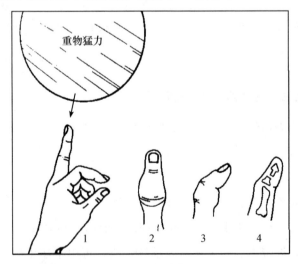

重物猛力

1    2    3    4

图 6—1　手指戳伤症状

指头戳伤的急救方法如下：

（1）局部冷敷。刚受伤时，用凉水浸毛巾拧干后，敷在伤处（每次冷敷 15～20 分钟），如有冰水冷敷更好。冷敷可以消肿，但受伤已有三四个小时的，则不起作用。

（2）局部用药。冷敷后，再贴上创可贴，或在伤处涂上舒筋药水可起到治疗的作用。也可用黄酒或茶水将"七厘散"等药物调成糊状，敷在伤处。

（3）固定和按摩。为了避免再次碰伤，可用稍硬的纸片（如香烟盒的外壳）裹住伤指，使伤指减少伸缩活动。等肿胀稍有消退，用手指轻轻按摩肿处；还可以缓缓地活动伤指，使伤指早日康复。

（4）骨折和肌腱损伤的处理。要是末节指头不能伸直，只能屈着，很可能指骨有小片骨头撕脱（即在肌腱附着处的骨片有脱落，医生称为指肌腱撕脱），应该请有经验的医生用手法理正断裂的指骨小片，再把屈曲的指关节慢慢扳过来，使末节指头上翘，加以固定，三周后再检查伤情。

# 86. 手指被夹伤或砸伤时如何急救？

手指被硬物挤或被砸之后，可能破皮流血，也可能因皮下出血而出现青紫块，严重时指骨可能断裂。

单纯的夹伤或砸伤，只是指头肿起、疼痛，三四天后就会好转。

手指被夹伤或砸伤时的急救方法：

（1）局部冷敷。没有破皮流血，也没有骨折的，可以将"七厘散"或"五虎丹"用酒或茶水调成糊状，敷在伤指上；要经常把手举高，不要下垂。睡时，身旁可放高枕，把伤手搁在上面。这样，可以减轻肿胀。

如果伤指已破皮流血而没有骨折，按手指割伤处理；然后把手高举，睡时也要把手抬高。

（2）骨折的诊断和处理。发生指骨骨折，需要请医生判断后把断骨复归原位，再作固定，用吊带或布条把伤肢悬挂在胸前，三四周之后，再进行检查。

手指的指骨骨折，一定会在断处出现肿胀，骨折处发生疼痛。医生为了判断有没有指骨骨折，有时会轻轻叩动指尖，然后再轻叩手指的两面，都会引起疼痛，疼痛最强烈的部位就是骨折所在。

## 87. 骨折如何判断？如何急救？

骨折常用以下办法判断：

（1）看受伤部位的外形有没有变化，多数（不是所有）骨折，外形有改变。

1）头骨受到重物打击，会出现凹陷，这是"颅骨凹陷性骨折"。要是凹陷很厉害，还会压迫大脑，使大脑损伤。

2）四肢骨折，断骨发生分离、错位，伤肢会出现缩短（伤肢比健肢短）、弯曲的现象，甚至折成一个角度。

有些骨折只是有裂痕，断端位置正常，这种情况，外形不会有改变。如果骨盆骨断裂，即使断处有分离，医生须作特殊测量才能发现。所以，没有外形改变，并不能认为没有骨折。

（2）骨头折断一定会痛，伤处还会肿起；但要注意伤处不能动，移动后会引发剧痛。本来活动自如的手指、上肢或脚脖子、肘关节发生骨折，病人自己根本活动不了。

活动断骨时会听见断骨之间互相摩擦的声音（医生称它为"骨擦音"），这也是骨折所特有的征象（断骨之间互相断开时，才会出现"骨擦音"，不然，不会有这个特点）。

骨折的救治要遵循以下方法：

（1）处理伤口。对出血伤口或大面积软组织撕裂伤，应立即用急救包、绷带或清洁布等予以压迫包扎，可达到止血的目的。有条件者，在包扎前先用双氧水和凉开水清洗伤口，再用酒精消毒，做初期清创处理。对伤口处外露的骨折断端、肌肉等组织，切忌把它们送回伤口内，因为已被污染的组织会将细菌和异物带进伤口深部而引起化脓性感染。如有条件，可用消毒液冲洗伤口后，再用无菌敷料或干净布暂时包扎，送到医院后再作进一步处理。骨折部位随着时间的推移会越来越肿，即使起初包扎得很好，也会变得不舒服，所以每隔30分钟要重新包扎一次。

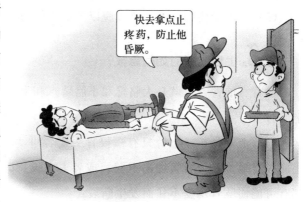

（2）固定断骨。及时、正确地固定断骨，可减少伤者的疼痛及周围组织的继发损伤，同时也便于伤者的搬运和转送。固定断骨的工具可就地取材，如棍、树枝、木板、拐杖、硬纸板等，但其长短要以固定住骨折处上下两个关节或不使断骨处错动为准。如一时找不到固定的硬物，也可用布带直接将伤肢绑在身上。

（3）适当止痛。骨折会使人疼痛难忍，特别是有多处骨折，容易导致伤者发生疼痛休克，因此，可以给伤者口服止痛片等，作止痛处理。

（4）安全转运。经过现场紧急处理后，应将伤者迅速、安全地转运到医院进一步救治。转运伤者过程中，要注意动作轻稳，防止震动和碰撞伤处，以减少伤者的疼痛。同时还要注意伤者的保暖和保持适当的体位，昏迷伤者要保持呼吸道畅通。在搬运伤者时，不可采取一人抱头、一人抱脚的抬法，也不应让伤者屈身侧卧，以防骨折处错移、摩擦而引起疼痛和损伤周围的血管、神经及重要器官。抬运伤者时，要多人同时缓缓用力平托；运送时，必须用木板或硬材料，不能用布担架或绳床。木板上可垫棉被，但不能用枕头。颈椎骨骨折伤者的头须放正，两旁用沙袋将头夹住，不能让头随便晃动。脊柱骨折或颈部骨折时，除非是特殊情况，如室内失火，否则，应让伤者留在原地，等待携有医疗器材的医护人员来搬动。

（5）多处受伤的伤者，急救应以关键部位为主。

# 88. 上肢骨折时如何急救？

上臂、前臂（也就是大胳臂和小胳臂）和手这三处的骨折，都属上肢骨折。

（1）上臂骨折。上臂只有一根骨头，名叫"肱骨"。人在跌倒时手或肘着地，暴力直接冲击上臂，或者人在投掷时用力过大、过猛，都有可能使肱骨承受不住而发生断裂。

1）判断方法：

①上臂肿、痛，出现畸形。

②病人不敢活动上臂。

③按伤处，马上引起疼痛。

2）急救措施：上臂骨折固定如图6—2所示。

①边牵引，边放好伤肢的位置。牵引的做法是，一手握住伤者前臂近肘弯处，另一手握住手腕。握前臂的一只手，慢慢地稍稍用力，

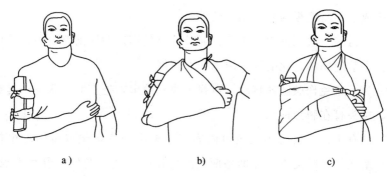

图 6—2 上臂骨折的固定

a）用一块夹板，捆绑住上臂 b）用大三角巾把手臂兜住，使伤肢悬吊在颈部

c）再用另一块三角巾，把上臂和身子固定在一起

往下方拉（假如病人站着）。拉时，必须顺着伤肢原来的位置呈一条直线，切不可猛然拉动。握住伤者手腕的一只手，要逐渐把前臂慢慢弯曲，使伤者的前臂弯成直角（前臂垂直于上臂），并使上臂渐渐向身子靠拢，伤者伤肢手心紧贴胸壁。这样，伤肢不会痛，还能放在合适的位置上（医生称这种姿势为"功能位"）。以后固定包扎时要一直保持这种姿势。

②用夹板固定伤肢。夹板，是长条薄木片，一共两块，把伤肢夹在中间，不使伤肢活动。夹板最好有长短多种，按病人上臂长度来选用。为了减轻伤痛，每块夹板贴住伤肢的一面，最好放上棉花垫或旧布块（紧急时，干毛巾也可以），外用绷带或布条缠好。没有夹板，树枝、木棍、雨伞等都可代用。

用于肱骨骨折的夹板，应一长一短（宽约 8 厘米，一块长约 46 厘米；另一块稍短些，最好是从腋窝到肘弯的长度）。短的一块，一端顶上裹棉花垫或毛巾，夹在腋窝内，顶住腋窝，另一端在肘弯之上，板面贴住上臂的内面。长的一块贴在伤肢外侧，再用两块三角巾折叠成条，将两板缚住，结头朝外。

③另找一块三角巾（布条、绳子都可代用）兜住前臂，吊在颈项上。手掌应贴胸，比肘高 7 厘米左右较好。

为了避免伤肢随便移动，再找一块三角巾，把伤肢和胸壁一起捆住，接头打在腋窝前面。

没有木板，也可用三角巾做固定。先用一块棉垫（可用毛巾代替）塞在伤肢腋窝下，并准备两块三角巾，一块先兜住前臂和手腕，准备悬吊在颈部，但先不打结，只放在胸前即可。另一块三角巾叠成 35 厘米左右的宽条，宽条中点放在受伤的上臂上方，两头绕过胸背，绕到对方腋窝下打结。这块三角巾要紧些，目的是固定牢靠，不使左右移动。最后，把原先悬吊前臂的三角巾悬挂在颈上，打结固定。

（2）前臂骨折。前臂有桡骨和尺骨。它们可以单独骨折，但两骨同时骨折较为常见。发生前臂骨折，多因受到外力的直接冲击，或跌倒时手掌着地所引起。

1）判断方法：前臂不能活动，又肿又痛；如果断骨错位，还能出现小胳臂扭转、折成角度等畸形。

2）急救方法：

①牵引。一手握住病人的上臂，顺着前臂的方向往上拉；另一手拉住病人的手，也顺着前臂的方向向下拉。拉时要缓慢而轻，逐渐加力，使两头断骨离开，如图 6—3 所示。前臂伸直之后再进行固定。

②夹板固定。用宽约 8 厘米，长约 46 厘米的薄木片两块，两板各裹上棉花（同上臂骨折一样）。一块放在前臂手心面，一块夹在前臂手背面，两块夹板把整个前臂夹住（包括手在

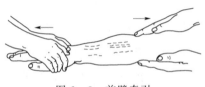

图 6—3　前臂牵引

内），用两块三角巾折成宽条（或用布条也行），把夹板捆住。接着一手捏住上臂，另一手握住两块夹板，轻轻将前臂放平（即肘弯弯曲），手心贴胸，手略高于肘，用宽三角巾把前臂悬挂在颈项上。

　　如果一时找不到木片，可用书报代替。找几张报纸或几本杂志围住前臂，一头从肘弯以内起，另一头包到手指，用三角巾捆好，再用大三角巾把前臂悬吊在颈上（手心朝胸），如图 6—4 所示。

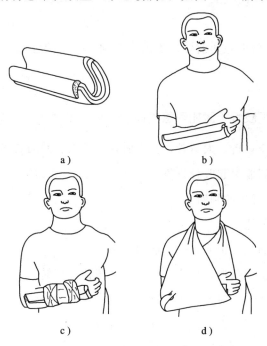

a)　　　　　　　　　　b)

c)　　　　　　　　　　d)

图 6—4　前臂骨折，用书报代替夹板固定

a) 将大卷书报叠在一起　b) 书报卷裹住伤肢　c) 用布条或手帕捆住

d) 再用大三角巾兜住整条前臂

　　（3）手腕骨折。常见的腕部骨折整个手腕不是平直的，而成锅铲状畸形；此外，还有肿、痛、腕关节不能活动等现象。手腕骨折牵引和固定的方法和前臂骨折相同。

（4）手指骨折。手指骨折容易出现畸形或畸状活动。稍一移动伤指，可以听到"骨擦音"，另外，还有手指肿痛。

手指骨折急救方法如下：

1）牵引。一手握腕不动；另一手捏住伤指远端，顺着手指方向轻轻拉开。然后找干净棉花或柔软布块，揉成拳头大小的一团（用纸团也可以），外面包上一块干净布片，让伤指轻轻握住，将伤手用绷带包扎起来。

2）以三角巾兜住前臂，悬吊在颈项上。但要注意手心朝地，伤手要高于肘部。

# 89. 下肢骨折时如何急救？

（1）大腿骨折。大腿骨，称为股骨。跌伤、暴力打击，或者受车辆撞击等，都能引起股骨骨折。

1）大腿骨折的判断方法：

①下肢不能活动。

②骨折的地方很痛，一动痛得受不了。

③可能出现畸形，折成一个角度，腿往外扭转。

④伤肢和健肢对比缩短，这是大腿骨折的一个特点。

⑤有时还可能有伤口，成开放性骨折。

⑥重伤病人可能同时伴有休克出现。

2）急救方法：

①牵引。要移动伤腿，必须先牵引。牵引手法为一手先托住伤腿足跟，另一手拉住足背，顺着大腿方向（这是指病人仰卧时的方向）牵拉伤腿，用力要大，但须缓慢，一点点地加力，如图6—5所示。这样去活动伤肢，伤者的疼痛会大大减小，也不会误伤断骨附近的神

经、血管。

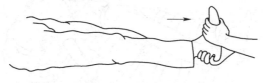

图6—5 腿部牵引

如果要提起伤腿，须一人牵引，还需要另一人在大腿下面和小腿肚处托住，然后再提起。

②夹板固定。先将伤腿伸直，并和健肢并拢，两肢并在一起。如图6—6所示，找4～7块三角巾（叠成宽条）或宽布条（围巾、毛巾也可以），一条放在心口处，一条放在大腿根，一条放在膝盖，一条在小腿。三角巾都要摊平，压在身子下面，两头在身子两旁外露。

找两块窄长木板条（一块较短）。每块木板的一头用棉花垫（毛巾或叠好的布块）包住。长的一块塞入腋窝，短的一块塞入胯下。两块木板，正好夹在大腿的内外两侧。如果没有两块木板夹，只要有长的一块也可以，但需多一块三角巾，把双足捆绑在一起。用几块棉花垫，塞在肢体旁和脚脖子处，以免凸出的骨块相碰产生疼痛。接着，分别给每块三角巾的两头打结，以固定夹板。

③搬运方法。找三个人，并排单腿跪地，跪在病人同一边的身旁。一人托头和上背；一人托腰和臀部；另一人托住大腿和小腿。一齐站起，一齐放下，将病人仰放在担架上，然后抬送至医院。

（2）小腿骨折。小腿骨有两根，为胫骨和腓骨。两骨同时折断比较常见，伤情要重些。外力打击，从高处跌下时脚着地，或者脚着地后猛力一扭，都能引起小腿骨折。

1）小腿骨折的判断方法：

①脚往外扭。

152

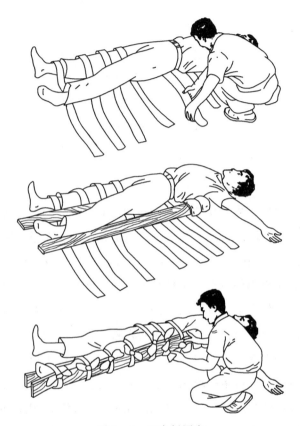

图 6—6　双夹板固定

②受伤后的小腿比健侧小腿缩短。

③伤处肿、痛，不能活动。

2）小腿骨折急救的要点：

①牵引。牵引方法和大腿骨折相同。

②夹板固定的做法，如图 6—7 所示，找一块或两块木板条，一面垫上棉花或衣服，外缠布条，用来夹持伤腿。短的木板放于腿内侧，长的木板放于腿外侧。

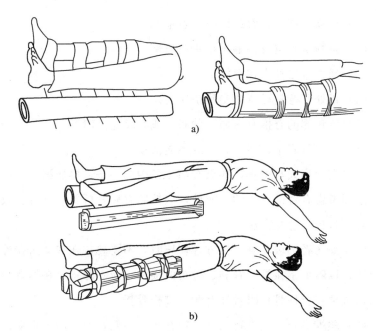

图 6—7　小腿骨折的两种固定方法

a）单夹板固定　b）双夹板固定

　　固定时注意固定带放置的位置，脚脖子处一条，膝关节的上下各放一条，再在大腿根处放一条。夹板外面要用布块或软毯裹住。

　　③如用两块夹板，夹住伤肢的内外两面（板和腿之间一定要垫好棉片或布块），固定更牢靠、更结实。如果只有一块夹板，放于伤腿外侧，再将伤腿和健腿绑在一起。

　　④病人不能自己行走，应该仰卧在担架上，运送至医院。

# 90. 脊柱骨折时如何急救？

　　脊椎管内有脊髓，如有损伤会引起截瘫。判断是否为脊柱骨折要看是否有如下情况：

（1）从高空摔下，臀或四肢先着地。

（2）重物从高空直接砸压在头或肩部。

（3）暴力直接冲击在脊柱上。

（4）正处于弯腰弓背时受到挤压力。

（5）背腰部的脊椎有压痛、肿胀，或有隆起、畸形。

（6）双下肢麻木，活动无力或不能活动。

通过询问病人与检查，如果有前 4 条中的一条，再加第（5）、第（6）条即考虑有脊椎骨折的可能性，应按照脊柱骨折要求进行急救。

脊柱骨折时急救方法：

（1）如伤者仍被瓦砾、土方等埋压时，不要硬拉强拽暴露在外面的肢体，以防加重血管、脊髓、骨折的损伤，应立即将压在伤者身上的东西搬掉。脊柱骨折时常伴有颈、腰椎骨折。

（2）颈椎骨折要用衣物、枕头挤在头颈两侧，使其固定不动。

（3）如腰椎脊柱骨折，使伤者平卧在硬板上，身体两侧用枕头、砖头、衣物塞紧，固定脊柱为正直位；搬运时需三人同时工作，具体做法是三人都蹲在伤者的一侧，一人托背，一人托腰臀，一人托下肢，协同动作，将病人仰卧位放在硬板担架上，腰部用衣褥垫起。

（4）身体创口部分进行包扎，冲洗创口，止血，包扎。

注意事项：

（1）完全或不完全骨折损伤，均应在现场做好固定且防止并发症，特别要采取最快方式送往医院，在护送途中应严密观察。

（2）可疑脊柱骨折、脊髓损伤时立即按脊柱骨折要求急救。

（3）运送中用硬板床、担架、门板，不能用软床。禁止 1 人抱、背，几人抬，防止加重脊柱、脊髓损伤。

（4）搬运时让伤者两下肢靠拢，两上肢贴于腰侧，并保持伤者的体位为直线。胸、腰、腹部损伤时，在搬运中，腰部要垫小枕头或衣物。

# 91. 肋骨骨折时如何急救？

肋骨骨折是常见的一种骨折，要观察伤者是否有下列症状：

（1）神志是否清楚，口鼻内有无血、泥沙、痰等异物堵塞。

（2）前后胸有无破口。

（3）是否呼吸困难。

（4）有否血胸和气胸。

判断肋骨骨折的方法：

（1）单纯骨折。只有肋骨骨折，胸部无伤口，局部有疼痛，呼吸急促，皮肤有血肿。

（2）多发性骨折。多发性肋骨骨折，吸气时胸廓下陷。胸部多有创口，剧痛，呼吸困难。这种骨折常并发血胸和气胸，抢救不及时很快会死亡。

肋骨骨折的抢救方法：

（1）如果是简单肋骨骨折，急救应做的处理是固定胸部。准备宽约七八厘米、长约病人胸围 3/4 的橡皮膏三四条，请病人尽量呼气，呼到不能再呼时憋住。急救者迅速将橡皮膏从下胸粘起：将一条橡皮膏从健侧（即非骨折的一边）后背肩胛骨下方粘住一头，将橡皮膏拉紧，顺着胸廓转到健侧乳头附近。这时，可让病人呼吸几口气，再次尽力呼气后憋住，将另一条橡皮膏自下而上地粘贴，下一条橡皮膏应压住上一根橡皮膏 2～3 厘米。这样，健肺吸气时不致过分膨大，伤侧的肋骨也不致有太大活动。橡皮膏经过 2～3 周之后可以去掉。

（2）多发性骨折用宽布或宽胶布围绕胸腔半径固定住即可，防止再受伤害，并速请医生处理。

（3）有条件时吸氧。

（4）遇气胸时，急救处理后速送医院。

# 92. 关节脱位如何急救？

关节不在原来的位置，脱出关节位置之外，就是关节脱位。

脱位的关节可能受损，韧带可能不稳定，周围肌肉也有可能受伤撕裂，很可能同时出血。出血刺激附近的肌肉，肌肉会收缩起来，病人会有疼痛。

判断关节脱位的方法：

（1）受过外伤。

（2）从关节外形能看出畸形。有时候能摸到脱出的关节头，或者空虚的关节腔；伤肢也可能变长或缩短。

（3）关节不能照常活动，或者只能活动一点点，甚至出现特殊姿势。

（4）伤处肿、痛。

关节脱位的复位方法：

（1）下颌关节脱位（掉下巴）的复位方法有两种，如图6—8所示。

1）病人坐好，头和背紧靠着墙。头放正、直立。面向病人，先找出下颚骨喙突。喙突是下颌骨垂直部位顶端靠前的一个凸起，位于颧骨的下方（稍靠外）。正常人开口或闭口，都能在这个部位感到它的活动。急救者的双手拇指分别在两侧的喙突前面，其余四指指头分别放在下颌骨下缘左右侧。拇指适当用力向后推压（并带点稍稍向下的力）；与此同时，其余四指用力将下巴往上托起，脱位就能复入原位，如图6—8a所示。复位后，用三角巾或绷带将下巴连关节兜住，吃饭时可摘下。约需一周左右，即可痊愈，在这期间不可大笑，不咬嚼硬物，以免形成习惯性脱位。

2）病人坐下、头后仰，靠在墙上，全身放松。急救者站在病人面前，两手拇指用手帕或纱布缠裹，伸入病人嘴内放在下面最后的臼齿（大牙）上；其余四指在外托住下颌角和下颌下缘。拇指下压，并有向后推的力量。就在下压、后推的同时，四指配合向上托，整个手的活动成为一个向下、向后、向上的弧形（半圆形）动作，听到"咯吧"一声，复位成功，如图6—8b所示。

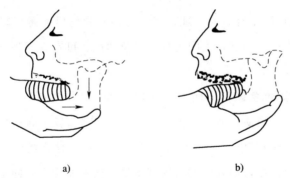

a)                                   b)

图6—8　下颌关节脱位的复位方法

（2）小儿桡骨小头半脱位。5岁以下的孩子，如果大人向上拉他的手（如提孩子走上石阶）或行走时跌倒、穿衣不慎，都能使韧带撕裂，桡骨小头从关节囊滑出，这就构成了桡骨小头脱位。

1）判断方法：

①有牵拉或跌倒的意外。

②伤肢不能活动，也不让别人去触碰。

③孩子往往上肢微屈，前臂略转向前。只要前臂一转动，就会疼痛。

2）急救时，用一手握住孩子的手腕，另一手拇指向后、向内压迫桡骨小头，逐渐屈曲肘弯，将前臂略做牵引，并做前后旋转，这里可听到轻微的弹响，疼痛也随之消失，说明整复成功。整复后，用布条将肘挂在病人胸前，三天后可以去掉。

## 93. 颅脑损伤时如何急救？

颅脑损伤是一种常见的伤害。从创伤的严重性来看，脑外伤的死亡和造成的残疾，要比四肢骨折更多，对这种外伤不能轻视。

（1）颅脑损伤的急救原则：

1）无意识障碍病人处理。病人外伤时和伤后无意识障碍，无频繁呕吐、头痛、颈软，无明显神经定位体征，可在有人陪同下到医院就诊。

2）对短暂意识丧失病人的处理。病人外伤时有短暂意识丧失，无明显神经定位体征或为枕部外伤时，在严密观察下转送到医院。

3）有神经定位体征病人的处理。病人外伤时有意识障碍或检查有神经定位体征，病人尚能对周围事物有简单反应，立即送往有脑外科的医院。

4）对昏迷病人处理。病人受伤时就有意识障碍，且持续时间较长或语言混乱，不能按吩咐行事，由浅昏迷到重度昏迷的病人均应及时做气管插管以保持呼吸道通畅，及时送往有脑外科的医院。

（2）急救措施：

1）颅脑外伤伴有呕吐时要注意呼吸道的通畅，口腔内食物要及时清理干净，必要时插管。

2）有开放性颅脑损伤时要先给予止血包扎伤口，防止再污染，然后再进行简单的检查和处理。

3）对于重症病人应给予脱水治疗。外伤时有短暂的意识丧失，但无明显定位体征者给予 50％的葡萄糖静脉注射 100 毫升；受伤时有意识障碍，但病人尚有简单的反应者给予快速静脉滴注 200 毫升；受伤后有较长时间的意识障碍或有神经定位体征者，应静脉推注 20％的甘露醇 250 毫升、呋塞米（速尿）40 毫克。

## 94. 胸部创伤时如何急救？

胸部外伤在平时较常见。胸部创伤后常导致呼吸、循环功能障碍，伤情危急，死亡率较高。因此，对胸部创伤伤员都应按重伤员处理。大多数胸伤通过比较简单的处理就可排除危险，需开胸手术或较复杂的处理者是少数。一些比较简单而又非常重要的急救措施，如开放性气胸胸壁创口的封闭、张力性气胸的减压等，在现场即可进行处理。

胸部伤分闭合性伤和开放性伤两大类，后者以胸膜屏障完整性是否被破坏又分为穿透性伤和非穿透性伤。

（1）闭合性伤。常由钝性撞伤或挤压等原因引起，可产生胸壁挫伤、肋骨骨折（伴有或不伴有连枷胸）、气胸、血胸、肺挫伤、支气管破裂、膈肌破裂、主动脉破裂、心脏挫伤或室间隔穿孔、主动脉瓣或房室瓣膜以及心脏游离壁破裂。在战时，爆震伤也不少见，常造成肺损伤。

（2）开放性伤。由锐器，如刀、剑、锐棍棒等引起，战时则以火器伤最多见。穿透伤随伤道的不同，可出现肺、心脏或大血管以及腹部脏器等不同的合并损伤，造成血胸、气胸、血气胸，肺、支管裂伤、食管和膈肌穿透伤以及心脏或大血管穿透伤、心包堵塞等严重创伤。

常见胸部外伤及处理：

（1）肋骨骨折。肋骨骨折在胸部损伤中最常见，一般是闭合性损伤。造成肋骨骨折的原因是直接暴力或间接暴力。直接暴力是暴力直接作用在胸壁上，使受力部位的肋骨向内弯曲以致折断。由于骨折端向内，容易损伤胸膜和肺，以致并发血、气胸。间接暴力如挤压伤，一般较少并发胸膜、肺的损伤。一根肋骨在两处折断时叫肋骨双骨折，多根肋骨双骨折可造成胸壁软化，呈现反常呼吸运动，严重影响呼吸功能。如不及时处理，常可危及生命。

利器、火器伤所造成的肋骨骨折，均为开放性骨折，并伴有血、气胸或胸内、上腹部重要器官损伤。

1）症状。根据损伤部位和程度出现胸痛、呼吸困难、紫绀、咯血或休克。

2）现场急救措施：

①单纯性肋骨骨折，胸壁软组织仍保持完整。一般骨折断端无明显移位，无须特殊处理。

②多根肋骨双骨折可用厚层敷料垫放在软化的胸壁上，并加压包扎。以减轻反常呼吸运动。

③开放性肋骨骨折，给予清洁敷料包扎。有胸膜破损者应放置闭式胸腔引流。

（2）血胸：

1）诊断要点。有胸部外伤史，又有胸膜腔内积液的体征，血胸的诊断应无困难。但在闭合性损伤而且出血量不大时，可能不易诊断。最可靠的诊断方法是进行胸腔穿刺术。在现场急救中重要的是确定是否有继续出血及大概的出血量。特别是有大量持续出血存在，病人休克逐渐加深，必须给予及时的抗休克治疗。

2）现场急救：

①胸腔少量出血，病人一般情况好、症状轻微，有伤口者给予包扎后即可转送医院，途中严密观察心率、血压的变化。

②胸腔大量进行性出血，症状较重，出现休克者在抗休克的情况下立即转送医院。

（3）气胸。任何原因导致空气进入胸膜腔均造成气胸。胸部穿入性损伤，气管、支气管、食管破裂以及骨折端戳破胸膜、肺组织时，均可并发气胸。

根据胸膜空气通道的情况，气胸可分为闭合性、开放性和张力性三种。空气进入胸膜腔后，空气通道已经闭合，称为闭合性气胸；空气通道继续畅通，空气仍可进出胸膜腔，称为开放性气胸；空气能进入胸膜腔，但不易排出，胸膜腔内气体不断增加，压力逐步上升，则称为张力性气胸。

1）诊断要点：

①有胸部外伤史。

②闭合性气胸气体少量时，伤者仅略感胸闷；气胸气体大量时，则有胸闷、气急。

③如胸壁有伤口，并有空气进出响声，可肯定为开放性气胸。

④胸部闭合性损伤，伤处皮下有气肿时，多有气胸存在，如广泛发生皮下气肿，往往为张力性气胸。

⑤肺组织裂伤，伤者有咯血。

2）现场急救：

①闭合性气胸气体量不多，症状轻者在观察下送往医院；肺压缩超过30%，症状较重者应行胸腔穿刺抽气后送往医院。

②开放性气胸胸壁有穿入性伤口，应立即用厚实敷料封盖包扎，然后送往医院，如图6—9所示。

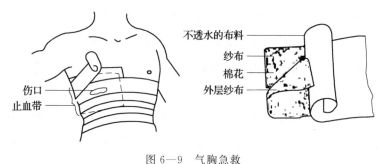

不透水的布料
纱布
棉花
外层纱布

伤口
止血带

图 6—9　气胸急救

③张力性气胸，应立即于胸膜腔内插入排气针排气，或进行胸腔闭式引流，情况许可后送往医院。

## 95. 腹部外伤时如何急救？

腹部外伤多见于火器伤，刀刺伤，意外灾害如地震、车祸等。根据腹膜与外界是否相通，分为开放性和闭合性损伤两类。

腹部外伤，不论是开放性还是不开放性腹部外伤都能引起出血、内脏损伤、休克或感染，甚至死亡。因此，加强现场对腹部伤的急救和安全快速运送伤员到达手术地，对提高腹部伤的治愈率、降低死亡率有重要意义。

腹部外伤判断方法：

（1）伤者常有恶心、呕吐和吐血的情况，应首先注意观察其变化。

（2）伤者有时腹部无破口，也会有腹部内脏的破裂出血，如胃、胰、肝、脾、肠以及肾、膀胱等，医学上叫内出血。如微量出血则症状不明显，如伤者大量出血，腹部膨胀，很快出现恶心、呕吐、疼痛，有时大小便会带血。伤者出现面色苍白，脉搏快、弱，血压下降，甚至出现休克，可能有腹内其他脏器损伤。

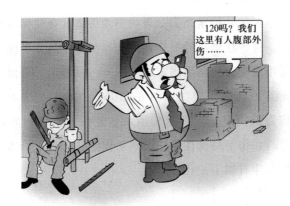

120吗？我们这里有人腹部外伤……

（3）腹部轻微损伤时，表现为腹痛，腹壁紧张，压痛或有肿胀、血肿和出血。

腹部外伤的急救方法：

（1）保持气道通畅，使呼吸正常。

（2）若伤者肠子露在腹外时，不要把肠子送回腹腔，应将上面的泥土等用清水或用 1％盐水冲干净，清除污物，用无菌或干净白布、手巾覆盖，以免加重感染，或用饭碗、盆扣住外露肠管，再进行保护性包扎。如腹壁伤口过大，大部分肠管脱出，又压迫肠系膜血管时，可清除污物后将肠送入腹腔，覆盖伤口包扎。

（3）伤者屈膝仰卧，安静休息，绝对禁食。

（4）如有出血时应立即止血。

（5）心跳呼吸骤停者，应口对口呼吸和胸外按压心脏复苏同时进行。

（6）速请医生来急救或速送至附近医院抢救。有条件时给氧、输血、输液。

## 96. 足踝受伤时如何急救？

走在凹凸不平的路上，一不留神将脚踏空，脚随着内翻，包在足踝外边的那条韧带被外拉紧绷。如果内翻太厉害，会使韧带撕裂，造成脚脖子扭伤。这种往里扭的损伤，是脚踝扭伤中最常见的。

治疗时可用橡皮膏把伤足固定，如图6—10所示。可以直贴固定（见图6—10a），或横贴固定（见图6—10b），图6—10c所示是从足的前面看橡皮膏的固定情况（箭头所示，是病足为外侧的韧带有裂伤，贴橡皮膏时，伤足尽量往外扭，然后固定住。反之，则向内扭）。

足踝受伤常伴有如下症状：

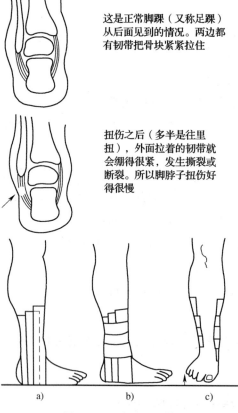

这是正常脚踝（又称足踝）从后面见到的情况。两边都有韧带把骨块紧紧拉住

扭伤之后（多半是往里扭），外面拉着的韧带就会绷得很紧，发生撕裂或断裂。所以脚脖子扭伤好得很慢

a)　　　　　　b)　　　　　　c)

图6—10　脚脖子扭伤

（1）外侧踝关节肿起；

（2）肿起的地方疼痛，无法碰触，更无法走路；

（3）在肿处的皮肤有乌青块，那是皮下小血管破裂出血的表现。

足踝受伤的急救方法：

轻伤或者韧带只有部分撕裂时，为了消肿，在肿处可以用拧干的毛巾做冷敷。一天敷三四次就可以了。可以同时服用"七厘散"或"跌打丸"。

如果重伤（如同时有骨折，或者韧带完全断裂），应该去医院治疗。

# 第七部分 自然灾害的应急防护与现场急救

## 97. 雷击时现场如何急救?

我国雷暴活动主要集中在每年的 6～8 月。打雷时,出现耀眼的闪光,发出震耳的轰鸣。打雷时放电的时间短,电流大,电压高。

雷击损伤一般伤情较重,非死即伤。主要造成灼伤、神经系统损伤、耳鼓膜破裂、爆震性耳聋、白内障、失明、肢体瘫痪或坏死,重则呼吸心跳停止、休克、死亡等。雷击与高压电击伤类似。

(1)雷电致人伤害的因素:

1)高电压。打雷时正负电位差可达几千万甚至几亿伏特,遭遇雷击时的电压足以致人死亡。

2)强电流。超出人体承受强度的电流可对人造成伤害。电流越强,伤害越大。雷击的电流足以致人死亡。

3)雷击部位与触电时间。一般雷击电流通过大脑、心脏等重要器官时危害大,触电时间危害更大。

(2)雷击造成的主要伤害:

1)大脑神经系统损伤致昏迷、休克、惊厥、神经失能、痉挛、伤后遗忘等。

2)心血管系统损伤造成心脏停跳,血管灼伤、断裂,形成血栓、供血中断等。

3）呼吸系统损伤。由于脑、神经传导及呼吸肌的痉挛等，造成呼吸功能失常，导致呼吸停止或异常。

4）运动系统损伤。由于昏迷、休克、惊厥，或肌肉灼伤，可致运动功能丧失；高空作业者从高处坠落，伤亡更重。

（3）雷击的特点：雷击（电击）损伤瞬间发生，伤情严重，生命危在旦夕，必须立即施救。多数患者要给予心肺复苏、脑复苏抢救。有心室纤颤、心律异常者，应给予除颤整律治疗。

雷击损伤较为复杂，要求多学科综合救治。重点在于维持呼吸、稳定血压、纠正酸中毒、医治烧灼伤等。

167

（4）雷击伤的急救：

1）伤者就地平卧，松解衣扣、胸罩、腰带等。

2）立即口对口人工呼吸和胸外心脏按压，坚持至病人苏醒为止。

3）送医院急救。

# 98. 雾霾天气如何防护和应急？

雾霾，是雾和霾的组合词。雾霾常见于城市。中国大部分地区将雾并入霾一起作为灾害性天气现象进行预警预报，统称为"雾霾天气"。

雾霾是特定气候条件与人类活动相互作用的结果。高密度人口的经济及社会活动必然会排放大量细颗粒物（PM2.5），一旦排放超过大气循环能力和承载度，细颗粒物浓度将持续积聚，此时如果受静稳天气等影响，极易出现大范围的雾霾。

（1）雾霾的危害：

1）造成城市里大面积低能见度的情况。在早上或夜间相对湿度较大的时候，形成的是雾；在白天气温上升、湿度下降的时候，逐渐转化成霾。这种现象既有气象原因，也有污染排放原因。

2）霾在吸入人的呼吸道后对人体有害，严重会致死。大气污染已成为人类健康的"杀手"，特别是由 PM2.5 粒子产生的灰霾天气，严重影响人民身心健康和生活，已成为威胁人类社会健康的主要灾害之一。

（2）空气污染指数等级划分及响应级别：

1）空气质量指数（AQI）连续 72 小时以上在 201～300（含 300）时，属于重度污染（黄色预警）天气，启动三级应急响应。老年人和心脏病、肺病患者应停留于室内，并减少体力活动。

2）空气质量指数（AQI）连续 48 小时在 301～500（含 500）时，为严重污染（橙色预警），启动二级应急响应。要避免室外活动，最好在家中待着。

3）当预测连续 24 小时发生空气质量指数（AQI）在 500 以上时，属于极重污染（红色预警）天气，启动一级应急响应。

（3）雾霾天气的防护措施：

1）外出戴口罩。如果外出可以戴上口罩，可以有效防止粉尘颗粒进入体内。口罩以棉质口罩最好，因为一些人对无纺布过敏，而棉质口罩一般人都不过敏，而且易清洗。外出归来，应立即清洗面部及裸露的肌肤。

2）雾霾天气尽量少开窗。如果雾霾一整天不散，不主张早晚开窗通风，最好等太阳出来再开窗通风。

3）饮食清淡多喝水。雾天的饮食宜选择清淡易消化且富含维生素的食物，多饮水、多吃新鲜蔬菜和水果，这样不仅可补充各种维生素和无机盐，还能起到润肺除燥、祛痰止咳、健脾补肾的作用。少吃刺激性食物，多吃些梨、枇杷、橙子、橘子等清肺化痰食品。适量补充维生素 D。由于雾多、日照少，紫外线照射不足，人体内维生素 D 生成不足，有些人还会产生精神懒散、情绪低落等现象，必要时可补充一些维生素 D。

（4）雾霾天气应急措施：

1）重度污染应急措施。

①当空气质量指数达到持续重度污染天气时，应采取健康防护措施，年老体弱者和患有心脏病、呼吸道疾病等易感人群停止户外活动办事；建议一般人群减少室外作业时间，确需外出要采取防护措施，如出入戴防尘口罩等。

②当出现持续重度污染天气，应采取污染减排措施，如尽量乘坐公共交通工具出行、减少小汽车上路行驶等。

③严格控制建筑施工场所扬尘。如施工现场必须全封闭设置围挡墙，严禁敞开式作业；施工现场道路、作业区、生活区必须进行地面硬化；施工工地全部使用预拌混凝土和预拌砂浆，杜绝现场搅拌。

④控制道路扬尘污染。减少道路开挖面积，缩短裸露时间；减少裸露地面；所有城市渣土运输车辆实施密闭运输等。

2）严重污染天气应急措施。

①当空气质量指数达到持续严重污染天气时，应采取污染减排措施，尽量减少能源消耗，夏季空调设定温度调高 2～4 摄氏度，冬季调低 2～4 摄氏度。

②在保持日常施工场地清扫保洁频次的基础上，每日增加清扫保洁 2 次以上，对场地洒水降尘。

③停止市政基础设施拆除工程作业，禁止露天烧烤及焚烧等。

④积极响应公安部门制定的限行方案，合理减少安排车辆出行。工地尽量减少扬尘、机械排放等的施工。

⑤安排专人及时收听天气预报，根据预报中关于空气质量的等级提示，关注市环保部门每日发布各监测站点空气质量数据及重度污染天气应急措施。持续出现严重污染级以上天气情况时，通过微信、QQ、手机短信等多种方式和渠道，向作业人员发布相应应急信息，让员工及时了解空气质量状况及变化趋势，加强自我防护，响应政府号召，共同应对极端不利气象条件。

3）极重污染应急措施。

①当空气质量指数达到持续极重污染天气时，除了执行上述重度污染、严重污染的应急措施外，还应执行强制性污染减排措施，采用低污染排放设备，杜绝超标排放，未正常使用治污设施的禁止使用。

②施工工地室外作业一律停止施工；停止渣土运输；禁止露天烧烤及焚烧。

③把尽量少用燃气，改为用电。

# 99. 发生洪涝、水灾时如何急救？

根据世界气象组织资料，暴雨、洪涝在全球发生的范围之广和频率之高是其他自然灾害所无法比拟的，我国是洪涝灾害频发的国家，也是洪涝灾害危害最严重的国家之一。

洪涝、水灾对人的直接伤害主要是淹溺、浸泡、寒冷、饥饿、建筑物倒塌伤人及应激性心理精神损伤等。

洪涝、水灾的特点：

（1）伤亡的形式多样：

1）被泥沙掩埋。

2）吸入水草、泥沙窒息或死亡。

3）溺水致死。

4）建筑物倒塌致死、致伤。

（2）洪水过后人畜尸体浸泡在水中、尸体腐烂、粪尿外溢、水源污染严重、食物缺乏、衣被短缺、居住拥挤、蚊蝇滋生等环境极差，加上灾民抵抗力较差，疾病流行，特别是消化道疾病和食源性疾病。

（3）次生灾害：触电、火灾、冻伤、中毒、灾后瘟疫流行。

发生洪涝、水灾时的急救：

（1）在易受水灾居民中广泛宣传洪涝水灾自救、互救知识，如游泳、水中救护、溺水的抢救等。

（2）根据天气预报和关于强降雨的预报，按政府的应急方案，安排居民有序撤退，转移到地势高、地基牢固的安全地方。

（3）对被洪水围困的人员，采取一切可行的方法，解救他们到安全地带。

（4）落水人员应该尽量避开主流和水面上的漂浮物，当水面上有柴油、汽油时应赶快离开，避免吸入呼吸道。

（5）被洪水围困或落水后尽可能保留身体能量，水中漂浮是专门用于水中求生的一种方法，而不是尽快游开。

（6）人在水中所遇到的最大威胁之一是寒冷，若体温迅速下降会导致冻僵或冻死。在水中穿衣服比不穿衣服体温下降慢，静止比活动体温下降慢。在水中不必要的游泳动作可使人体与衣服之间温暖的水流失，因此水中尽可能减少活动，对预防低体温非常有效。

（7）多人在等待救援时，应尽可能靠拢在一起，一方面心理上可得到安慰和鼓励，增强信心，重要的是可以互救，并且易于被发现。

（8）营救落水者：

1）洪涝灾害，水流湍急，担任救援的人员及船只应缓慢接近目标，通过抛绳子，用竹竿、木棍等有效的救捞器材进行营救。

2）营救上岸后，迅速对伤情进行初步检查，并给予相应治疗；如发现伤者呼吸停止或呼吸微弱时，应立刻做俯卧位人工呼吸，至少连续15分钟以上，不可间断。

现场急救的注意事项：

（1）检查伤员应仔细认真，不要遗漏任何伤情。

（2）急救人员动作要迅速，有条不紊。

（3）禁用高温局部烘烤。

（4）不要因倒出溺水者肺内及腹内的水而影响其他抢救。

（5）不要过量补液。

（6）不要轻易放弃抢救。

# 100. 大风时的应急措施有哪些？

大风（除台风、雷雨大风外）预警信号分4级，分别以蓝色、黄色、橙色、红色表示。蓝色预警信号预示24小时内平均风力可达6级以上，或阵风7级以上；或平均风力已为6～7级，或阵风7～8级并可能持续。黄色预警信号预示12小时内平均风力可达8级以上，或阵风9级以上；或平均风力已为8～9级，或阵风9～10级并可能持续。橙色预警信号预示6小时内平均风力可达10级以上，或阵风11级以上；或平均风力已为10～11级，或阵风11～12级并可能持续。红色预警信号预示6小时内平均风力可达12级以上，或平均风力已为12级以上并可能持续。

（1）蓝色预警防御：

1）政府及相关部门按照职责做好防大风工作。

2）关好门窗，加固围板、棚架、广告牌等易被风吹动的搭建物，妥善安置易受大风影响的室外物品，遮盖建筑物资。

3）相关水域水上作业和过往船舶应采取积极的应对措施，如回港避风或者绕道航行等。

4）行人注意尽量少骑自行车，刮风时不要在广告牌、临时搭建物等下面逗留。

5）有关部门和单位注意森林、草原等防火。

（2）黄色预警防御：

1）政府及相关部门按照职责做好防大风工作。

2）停止露天活动和高空等户外危险作业，危险地带人员和危房居民尽量转到避风场所避风。

3）相关水域水上作业和过往船舶采取积极的应对措施，加固港口设施，防止船舶走锚、搁浅和碰撞。

4）切断户外危险电源，妥善安置易受大风影响的室外物品，遮盖建筑物资。

5）机场、高速公路等单位应当采取保障交通安全的措施，有关部门和单位注意森林、草原等防火。

（3）橙色预警防御：

1）政府及相关部门按照职责做好防大风应急工作。

2）房屋抗风能力较弱的中小学校和单位应当停课、停业，人员减少外出。

3）相关水域水上作业和过往船舶应当回港避风，加固港口设施，防止船舶走锚、搁浅和碰撞。

4）切断危险电源，妥善安置易受大风影响的室外物品，遮盖建筑物资。

5）机场、铁路、高速公路、水上交通等单位应当采取保障交通安全的措施，有关部门和单位注意森林、草原等防火。

（4）红色预警防御：

1）政府及相关部门按照职责做好防大风应急和抢险工作。

2）人员应当尽可能停留在防风安全的地方，不要随意外出。

3）回港避风的船舶要视情况采取积极措施，妥善安排人员留守或者转移到安全地带。

4）切断危险电源，妥善安置易受大风影响的室外物品，遮盖建筑物资。

5）机场、铁路、高速公路、水上交通等单位应当采取保障交通安全的措施，有关部门和单位注意森林、草原等防火。

（5）突遇狂风应急措施：

1）应在轻型车辆上放置一些重物，或慢速行驶，必要时应停车。

2）不在广告牌、老树下逗留。

3）走路、骑车尽量避开高层楼房之间的狭长通道。

4）尽量不骑自行车，侧风向骑行时，有可能被刮倒摔伤。

（6）突遇龙卷风：

1）应牢牢关紧面朝旋风刮来方向的门窗，另一侧门窗则全部打开。

2）不待在大篷或轿车内，以防风暴将其掀上半空。

3）避开龙卷风行走路线，应与其路线成直角方向转移，在地面沟渠或凹陷处躲避，平躺下来，用手遮住头部。

4）躲在防风暴地下室或洞穴里，也可进入小房间或结实牢固的家具下躲避，但不能待在笨重的家具下面。

# 101. 冰雹时的应急措施有哪些?

冰雹是由空气不均匀受热引起的一种强对流天气现象,根据一次降雹过程中多数冰雹(一般冰雹)直径、降雹累计时间和积雹厚度,将冰雹分为 3 级,见表 7—1。

表 7—1　　　　　　　　　　　冰雹的分类

| 类别 | 多数冰雹直径(厘米) | 累计降雹时间(分钟) | 地面积雹厚度(厘米) |
|---|---|---|---|
| 轻雹 | ≤0.5 | ≤10 | ≤2.0 |
| 中雹 | 0.5~2.0 | 10~30 | 2.0~5.0 |
| 重雹 | >2.0 | >30 | >5.0 |

冰雹粒子在高速下落的过程中,会对人体和物体造成物理性伤害,在发生冰雹灾害时,应急要点如下:

(1)应迅速进入建筑物内或坚固的遮挡物进行躲避。如果暂时找不到建筑物或者遮挡物躲避,应背着风蹲下,然后用身上的衣服盖住头部,并双手抱头,保护头部和脸部。如果随身带了包,可以将包顶在头上,保护效果更佳。

(2)因为下冰雹时往往伴随着大风,所以在蹲下之前应先看四周是否有容易掉落的危险物品,如果有的话应立即转移地点,以免被掉落的东西砸到。

(3)如果下冰雹时伴随着雷电,这时候不应躲在树下或者电线杆旁,以免被雷击中。

(4)要是被冰雹砸伤了,应暂时用冰雹对受伤部位进行冷敷止血,然后迅速前往医院治疗。

# 102. 雷暴天气的应急防护措施有哪些?

雷暴是发生在积雨云中的放电、雷鸣现象,是一种强烈对流性天气，它出现时常伴有狂风、暴雨、冰雹等天气现象，是一种破坏性极其严重的自然灾害，常造成国民经济和人民生命财产的重大损失。

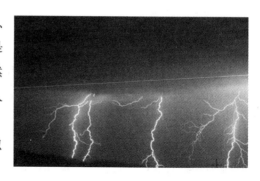

遭遇雷暴天气时，有以下应急防护措施：

（1）留在室内。在室外工作的人，应躲入建筑物内。

（2）切勿游泳或进行其他水上运动，应离开水面找地方躲避。

（3）避免使用电话或其他带有插头的电器，包括电脑等。

（4）切勿接触天线、水龙头、水管、铁丝网或其他类似金属的装置，避免用花洒淋浴。

（5）切勿处理以开口容器盛载的易燃物品。

（6）切勿站立在山顶上或接近导电性高的物体。树木或桅杆容易被闪电击中，应尽量远离。闪电击中物体后，电流会经地面传开，因此不要躺在地上，潮湿地面尤其危险。应该蹲着并尽量减少与地面接触的面积。

（7）远足及其他户外活动人士，应随身带收音机，不断留意天文台发出的最新天气消息。留意暴雨，切勿在河流、溪涧或低洼地区逗留。

（8）驾车人士如驶经高速公路或天桥，应提防强劲阵风吹袭。

（9）海上的小艇应提防狂风或水龙卷袭击。

（10）如遇上龙卷风，应立即躲入坚固的建筑物内。要远离窗户，蹲伏在地上并用手或厚垫保护头部。如在室外，应远离树木、汽车或其他可被龙卷风吹起的物件。

（11）受到雷击的人可能被烧伤或严重休克，但身上并不带电，可以安全地加以处理和抢救：

1）进行口对口人工呼吸，同时拨打"120"急救电话。

2）进行体外心脏按压等方法进行急救。要坚持抢救，直到医护人员到场。

# 103. 龙卷风时如何急救？

龙卷风是从强对流积雨云中伸向地面的小范围快速旋转的漏斗状云柱。它的上端与积雨云相接，下端有的悬在半空，有的直接延伸到地面或水面，一边旋转，一边向前移动。龙卷风出现时，往往有一个甚至几个漏斗状云柱从云底向下伸展，同时伴有狂风、暴雨、雷电或冰雹。龙卷风经过水面，能把水吸到空中形成水柱，俗称"龙吸水"。

龙卷风多发于春、夏、秋三季的下午到傍晚时分，其特点是：

（1）移动路径多呈直线，袭击范围较小，直径一般在十几米到几百米之间。

（2）移动速度较快，一般为40～50千米/小时，最快可达100千米/小时。移动距离一般为几千米，少数可达几十千米。

（3）持续时间较短，往往只有几分钟到几十分钟，最长不超过1小时。

（4）出现的随机性大，因此很难预报。

（5）有强弱之分，弱的仅能卷起衣服和草堆，强的则能拔树掀房，摧毁车辆、桥梁，也能把人、畜吸走。

遇到龙卷风很危险，一定要积极躲避，切莫惊慌失措，应采取正确的应急措施。

（1）野外躲避。当在野外听到由远而近、沉闷逼人的巨大呼啸声时要立即躲避。这声音或像"千万条蛇发出的嘶嘶声"，或像"几十架喷气式飞机、坦克在刺耳地吼叫"，或类似"火车头或汽船的叫声"等。

在野外遇上龙卷风时，应在与龙卷风路径相反或垂直的低洼区躲避，因为龙卷风一般不会忽然转向。来不及逃离的，要迅速找一个低洼地趴下。正确的姿势是：脸朝下，闭上嘴巴和眼睛，用双手、双臂保护住头部，一定要远离大树、电线杆、简易房等，以免被砸、被压或触电。在电线杆或房屋已倒塌的紧急情况下，要尽可能切断电源，以防触电或引起火灾。

（2）室内躲避。躲避龙卷风最安全的地方是混凝土建筑的地下室或半地下室，简易住房很不安全。当龙卷风向住房袭来时，要打开一些门窗，躲到小开间、密室或混凝土的地下蔽所，上覆有 25 厘米以上的混凝土板较为理想。同时，用厚实的床垫或毯子罩在身上，以防被掉落的东西砸伤。

如没有地下室，应跑出住宅，远离危险房屋和活动房屋，向垂直于龙卷风移动的方向撤离，藏在低洼地区或平伏于地面较低的地方，保护头部；可以跑到靠近大树的房内躲避（注重防止砸伤）。

（3）弃车躲避。当乘汽车时遭遇龙卷风，应立即停车并下车躲避，防止汽车被卷走，引起爆炸等。

# 104. 凌汛时期的应急防护措施有哪些？

凌汛是指冰凌对水流产生阻力而引起江河水位明显上涨并引起危害的现象。我国凌汛主要发生在黄河下游、河套地区及松花江依兰河段。

凌汛时期的危害：

（1）冰塞形成的洪水危害。通常发生在封冻期，且多发生在急坡变缓和水库的回水末端，持续时间较长，逐步抬高水位，对工程设施及人类有较大的危害。

（2）冰坝引起的洪水危害。通常发生在解冻期，常发生在流向由南向北的纬度差较大的河段，形成速度较快。冰坝形成后，冰坝上游水位骤涨，应堤防溃决，洪水泛滥成灾。

（3）冰压力引起的危害。冰压力是冰直接作用于建筑物上的力，包括由于流冰的冲击而产生的动压力、由于大面积冰层受风和水剪力的作用而传递到建筑物上的静压力及整个冰盖层膨胀产生的静压力。

对于不同的冰凌种类，有不同的防凌措施：

（1）冰凌冻结江河、湖泊、港口，影响航运交通，可采用破冰船破冰，或在港岸和船闸附近采用空气筛等防冻措施。

（2）冰凌冻结水力发电厂的引水渠，或阻塞拦污栅，影响发电出力，可设法抬高渠道中水位，促使形成冰盖，防止水内冰产生的措施。

（3）冰凌冻结各种泄水建筑物的闸门，影响启闭运用，一般采用加热或其他防冻措施。

（4）冰凌撞击建筑物，如桥墩、闸墩、整治河道的丁坝等，多采用局部加固或破碎大块流冰等措施。

（5）冰盖膨胀时，会产生很大的膨胀力，增加建筑物的荷载，应在设计建筑物时考虑，也可在建筑物临水面设置表底水流交换器防冻，或安放圆浮筒减少冰压力的传递等措施。

# 105. 发生地震时如何急救？

地震发生时间短、地区广、破坏性大，可造成各种严重的综合伤害。中国处于太平洋与欧亚地震交汇地带，地质运动相当活跃。

地震发生时的现场组织急救：

（1）自救与互救。震后的自救与互救是灾区群众性的救助行动，能赢得抢救伤员的有利时机。在大体查明人员被埋情况后，应立即组织骨干力量，成立抢救小组，现场干部、群众、部队等自动组织起来，就近分片展开救援，采取先挖后救，挖救结合的原则，开展对震区现场人员的搜寻、脱险、救护医疗。按抢挖、急救、运送进行合理分工，提高抢救工作效率。

地震发生时，应该当机立断，先保护自己，等地震结束再及时抢救别人。震后进行互救的原则是：先救近，后救远；先救易，后救难；先救青壮年和医务人员，以增加帮手。

被压埋时，要谨防烟尘呛、闷、窒息的危险，可用毛巾、衣袖等捂住口鼻，尽快想办法摆脱困境；要设法避开身体上方不结实的倒塌物，并设法用砖石、木棍等支撑残垣断壁，加固环境。当只能留在原地等待救援时，要听到外面有人时再呼喊，尽量减少体力消耗。寻找一切可以充饥的食品，并利用一切办法与外面救援人员进行联系。敲击物体，声音可以传到外面，这是被压埋人员示意自己位置的一种较好的方法。

地震发生后，应积极参与救助工作，可将耳朵靠墙，听听是否有幸存者发出的声音。使用工具挖掘时要注意被埋压者的安全，接近幸存者时最好用手挖。先

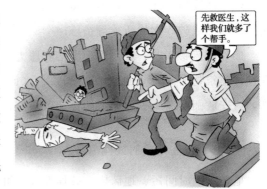

先救医生，这样我们就多了个帮手。

把伤者头面露出，并清除口、鼻腔内异物，保持呼吸道通畅以利呼吸。对埋在瓦砾中的幸存者，先建立通风孔道，以防缺氧窒息，挖出后应立即清除口、鼻腔异物，对伤员进行基本诊查，判断意识、呼吸、循环体征等。从缝隙中缓慢将伤者救出时，应保持脊柱水平轴线及稳定性。

（2）对垂危伤员进行急救：

1）先救命，后治伤。特别要注意清除口、鼻中的泥土，保持呼吸道通畅。

2）对开放性创面给予包扎，骨折应予固定。

3）脊柱骨折在地震中十分常见，在现场又难以确诊，因此，要严加注意，用硬质担架抬送伤者。

4）在群众性自救、互救基础上，对需要进行医疗救护的伤员，必须进行初步分类，分清轻重缓急。对严重威胁生命的重伤员，如窒息、骨折、大出血、昏迷等，先行抢救。在交通运输条件许可的情况下，必须实施分级医疗救护，以减轻灾区救护任务的压力。

5）救出伤员后，及时检查伤情，遇颅脑外伤、神志不清、面色苍白、大出血等危重症应优先救护外伤，出血给予包扎、止血，骨折给予固定，脊柱骨折要正确搬运。

6）地震时强烈的精神刺激可使在场者出现精神应激反应，常见的症状是疲劳、淡漠、失眠、迟钝、易怒、焦虑、不安等。要加以医学和心理干预，同时要注意后期跟踪治疗。

7）恐惧心理可加重有心脏病、高血压病史患者的病情，严重时可引起猝死，对此类伤员要特别关注。

8）防止火灾。地震常引起许多"次生灾害"，火灾是常见的种类。在大火中应尽快脱离火灾现场，脱下燃烧的衣帽，或用湿衣覆盖身上，或卧地打滚，也可用水直接浇泼灭火。切忌用双手扑火苗，以防引起双手烧伤。

（3）危重伤员的现场救护：

1）呼吸心跳停止者，在现场立即进行心肺复苏。重伤者如呼吸、心跳停止，大出血，头部、内脏受伤者应优先抢救。

2）止血，固定。砸伤和挤压伤是地震中常见的伤害。开放性创伤、外出血应首先抬高患肢，同时呼救。对开放性骨折，不应做现场复位，以防止组织再度受伤，一般用清洁纱布覆盖创面，做简单固定后再进行运转。不同部位骨折，按不同要求进行固定。并参照不同伤势、伤情进行分类、分级，送医院做进一步处理。

3）妥善处理伤口。挤压伤时，应设法尽快解除重压，遇到大面积创伤者，要保持创面清洁，用干净纱布包扎创面，怀疑有破伤风杆菌和产气肠杆菌感染时，应立即与医院联系，及时诊断和治疗。对大面积创伤和严重创伤者，可口服糖盐水，预防休克的发生。

4）休克伤员取平卧位，对伴有胸腹外伤者，要迅速护送转至医疗单位。

# 106. 雪崩时如何急救？

雪崩是一种严重的灾难，分为松软的雪片崩落、坚固的雪片崩落、空降雪崩和湿雪崩。

（1）松软的雪片崩落。降在背风斜坡的雪不像山脚下的雪那样堆积紧实，在斜坡背后会形成缝隙、缺口，给人的感觉为硬实和安全，但是，细微的干扰，例如一声枪响，就能使雪片发生崩落。

（2）坚固的雪片崩落。这种情况下的雪片有一种假的坚固表面——有时走在上面能产生"隆隆"的声音，常由于大风和温度猛然下降造成。

爬山者和滑雪者的运动产生扰动，能使整个雪块或大量危险冰块崩落。

（3）空降雪崩。在严寒、干燥的环境中，持续不断新降落的雪落在已有的、坚固的冰面上可能会引发雪片崩落，这些粉状雪片可以90米/秒的速度下落，如果仅仅覆盖住口和鼻还有生存的机会，假如被深埋后吸入大量的雪就会导致死亡。

（4）湿雪崩。在冬天或春天，下雪后温度会持续快速升高，这使新的、潮湿的雪层不可能轻易吸附于密度更小的原有的冰雪上，会顺势下滑。下滑时速度比空降雪崩更慢，沿途带起树木和岩石，产生更大的雪砾；停下时，差不多马上就会凝固。

发生雪崩时的应急措施有：

（1）俯卧，用爬行的姿势在雪崩面的底部活动，丢掉包裹、雪橇、手杖或者其他累赘，覆盖住口、鼻部分，避免把雪吞下。休息时尽可能在身边造一个大的洞穴。在雪凝固前，试着到达表面。节省力气，当听到有人来时大声呼叫。

（2）被雪掩埋时假如还能动，冷静下来，让口水流出从而判定上下方向，然后奋力向上挖掘。

# 107. 泥石流时如何急救？

泥石流的破坏性很强，冲毁道路、堵塞河道，甚至淤埋村庄、城镇，给生命财产和经济建设带来极大危害。在泥石流多发地区建新房，一定要选择在安全地带。

发生泥石流时的应急措施有：

（1）在沟谷内逗留或活动时，一旦遭遇大雨、暴雨，要迅速转移到安全的高地，不要在低洼的谷底或陡峻的山坡下躲避、停留，暴雨停止后，不要急于返回沟内住地，应等待一段时间。

183

（2）留心周围环境，特别警惕远处传来的土石崩落、洪水咆哮等异常声响，这很可能是即将发生泥石流的征兆。

（3）发现泥石流后，要往与泥石流垂直方向的山坡上面爬，爬得越高越好，跑得越快越好，绝对不能往泥石流的下游走。

（4）不要停留在陡坡土层较厚的低洼处或大石头后面，不要躲在有滚石和大量堆积物的下方，也不要爬到树上躲避，远离泥石流比在原地躲避安全。

# 108. 山体滑坡时如何急救？

滑坡的形成有自然因素和人为因素两方面。自然因素就防汛而言有地貌形态、地质结构、降水、地下水等；人为因素有边坡开挖过陡、爆破影响、堆土不当等。滑坡需有临空面和各种因素的综合作用下形成滑动面与切割面，且滑动力大于抗滑力时才能下滑。滑动面与剪切面经常不是同时形成，而是在一个点或一个局部范围先剪断破坏，然后逐渐发展成贯通的剪切破坏面。

遇到山体滑坡时的应急措施有：

（1）遭遇山体滑坡时，首先要沉着冷静，不要慌乱。慌乱不仅浪费时间，而且极可能做出错误的决定。

（2）要迅速环顾四周，向较为安全的地段撤离。一般除高速滑坡外，只要行动迅速，都有可能逃离危险区段。逃离时，以向两侧跑为最佳方向。在向下滑动的山坡中，向上或向下跑均是很危险的。

（3）千万不要将避灾场地选择在滑坡的上坡或下坡。也不要未经全面考察，从一个危险区跑到另一个危险区。最好听从统一安排，不要自择路线。

（4）当遇到无法跑离的高速滑坡时，不能慌乱，在一定条件下，如滑坡呈整体滑动时，原地不动，或迅速抱住身边的树木等固定物体。可躲避在结实的障碍物下，或蹲在地坎、地沟里。应注意保护好头部，可利用身边的衣物裹住头部进行自救。

（5）在确保安全的情况下，离原居住处越近越好，所处位置的交通、水、电越方便越好。切忌不要在逃离时朝着滑坡方向跑，更不要不知所措，随滑坡滚动。

（6）对于尚未滑动的滑坡危险区，一旦发现可疑的滑坡活动时，应立即报告邻近的村、乡、县等有关政府或单位。

（7）滑坡时，极易造成人员受伤，当受伤时应拨打"120"电话。

# 109. 海啸时如何急救？

海啸是一种具有强大破坏力的海浪。当地震发生于海底，因震波的动力而引起海水剧烈的起伏，形成强大的波浪，向前推进，将沿海地带淹没的灾害，称为海啸。

海啸可分为 4 种类型，即由气象变化引起的风暴潮、火山爆发引起的火山海啸、海底滑坡引起的滑坡海啸和海底地震引起的地震海啸。

海啸在外海时，因为水深，波浪起伏较小，一般不被注意。当到达岸边浅水区时，巨大的能量使波浪骤然增高，形成十多米甚至更高的水墙，排山倒海般冲向陆地。其力量之大，能彻底摧毁岸边的建筑，所到之处满目疮痍、一片狼藉，对生产生活构成重大威胁。

海啸传播到海岸时，一般有两种表现形式：

第一种是滨海、岛屿或海湾的海水出现反常退潮或河流没水现象，然后海水又突然席卷而来，冲向陆地。

第二种是海水陡涨，突然形成几十米高的水墙，伴随"隆隆"巨响向滨海陆地涌来，然后又骤然退去。

在海啸前、发生海啸时，应根据现象做出正确的判断，并采取相应的躲避措施和急救措施。

（1）海啸前：

1）地震海啸发生的最早信号是地面强烈震动，地震波与海啸的到达有一个时间差，正好有利于人们预防。地震是海啸的"排头兵"，如果感觉到较强的震动，就不要靠近海边、江河的入海口。如果听到有关附近地震的报告，要做好预防海啸的准备。要记住，海啸有时会在地震发生几小时后到达离震源上千公里远的地方。

2）如果发现潮汐突然反常涨落，海平面显著下降或者有巨浪袭来，并且有大量的水泡冒出，都应以最快的速度撤离岸边。

3）海啸前海水异常退去时往往会把鱼虾等许多海生动物留在浅滩，场面蔚为壮观。此时千万不要前去捡鱼或看热闹，应当迅速离开海岸，向内陆高处转移。

4）通过氢气球可以听到海啸产生次声波的"隆隆"声，可以提前进行躲避。

（2）发生海啸时：

1）航行在海上的船只不可以回港或靠岸，应该马上驶向深海区，深海区相对于海岸更为安全。

2）因为海啸在海港中造成的落差和湍流非常危险，船主应该在海啸到来前把船开到开阔海面。如果没有时间开出海港，所有人都要撤离停泊在海港里的船只。

3）海啸登陆时海水往往明显升高或降低，如果看到海面后退速度异常快，立刻撤离到内陆地势较高的地方。

# 第八部分

## 其他现场急救

## 110. 火灾现场如何急救?

火灾是日常生活中常见的一种灾害,常由高温、沸水、烟雾、电流等造成伤害。更严重的是使人的皮肤、躯体、内脏等造成复合伤,甚至可致残或死亡。

烧伤深度我国多采用三度四分法。

Ⅰ度,称红斑烧伤。只伤表皮,表现为轻度浮肿,热痛,感染过敏,表皮干燥,无水疱,需3~7天痊愈,不留瘢痕。

浅Ⅱ度,称水泡性烧伤。可达真皮,表现为剧痛,感觉过敏,有水疱,创面发红,潮湿、水肿,需8~14天痊愈,有色素沉着。

深Ⅱ度,真皮深层受累。表现为痛觉迟钝,可有水疱,创面苍白潮湿,有红色斑点,需20~30天或更长时间才能治愈。

Ⅲ度,烧伤可深达骨。表现为痛觉消失,皮肤失去弹性,干燥,无水疱,似皮革,创面焦黄或炭化。

烧伤面积越大,深度越深,危害性越大。头、面部烧伤易出现失明,水肿严重;颈部烧伤严重者易压迫气道,出现呼吸困难、窒息;手及关节烧伤易出现畸形,影响工作、生活;会阴烧伤易出现大小便困难,引起感染;老、幼、弱者治疗困难,愈合慢。

火灾烧伤的急救原则是一脱、二观、三防、四转。

一脱：急救头等重要的问题是使伤员脱离火场，灭火应分秒必争。

二观：观察伤员呼吸、脉搏、意识如何，目的是分出轻重缓急进行急救。

三防：防止创面再受污染，包括清除眼、口、鼻的异物。

四转：把重伤者迅速安全地送往医院。

现场急救方法：

（1）清理创面。先口服镇痛药杜冷丁 50～100 毫克/次，最好用生理盐水稀释 1 倍从静脉缓慢推入。止痛后，用微温清水或肥皂水清除泥土、毛发等污物，再用蘸 75％酒精（或白酒）的棉球轻轻清洗创面，不要把水泡挤破。然后用无菌纱布或毛巾、被单敷盖，再用绷带或布带轻轻包扎。也可采用暴露法，但要用无菌或干净的大块纱布、被罩盖上，保护创面，防止感染。

（2）轻度烧伤者可饮 1 000 毫升水，水中加 3 克盐、50 克白糖，有条件再加入碳酸氢钠 1.5 克。严重者按体重进行静脉输液。

（3）要清除呼吸道污物，呼吸困难要进行人工呼吸，心跳失常者须进行胸外心脏按压，同时拨打"120"电话请急救中心来急救。

注意事项：

（1）在使用交通工具运送火灾伤员时，应密切注意伤员伤情，要进行途中医疗监测和不间断的治疗。注意伤员的脉搏、呼吸和血压的变化，对重伤员需要补液治疗，路途较长时需要留置导尿管。

（2）冷却受伤部位，可用冷自来水冲洗伤肢，冷却伤处。

（3）不要刺破水泡，伤处不要涂药膏，不要粘贴受伤皮肤。

（4）头面部烧伤时，应首先注意眼睛，尤其看角膜有无损伤，并优先予以冲洗。

## 111. 人身上着火时怎么办？

（1）当身上套着几件衣服时，火一下是烧不到皮肤的。应将着火的外衣迅速脱下来。有纽扣的衣服可用双手抓住左右衣襟猛力撕扯将衣服脱下，不能像平时那样一个一个地解纽扣，因为时间来不及。如果穿的是拉链衫，则要迅速拉开拉锁将衣服脱下。

（2）身上如果穿的是单衣，应迅速趴在地上；背后衣服着火时，应躺在地上；衣服前后都着火时，则应在地上来回滚动，利用身体隔绝空气，覆盖火焰，窒息灭火。但在地上滚动的速度不能太快，否则火不容易被压灭。

（3）在家里，使用被褥、毯子或麻袋等物灭火，效果既好又及时，只要展开后遮盖在身上，然后迅速趴在地上，火焰便会立刻熄灭；如果旁边正好有水，也可用水浇。

（4）在野外，如果附近有河流、池塘，可迅速跳入浅水中；但若人体已被烧伤，而且创面皮肤已烧破时，则不宜跳入水中，更不能用灭火器直接往人体上喷射，因为这样做很容易使烧伤的创面感染细菌。

## 112. 火灾中烧伤时如何急救？

火灾中一旦发生烧伤，特别是较大面积的烧伤，死亡率与致残率较高，严重影响了人类的健康。

（1）热力烧伤的现场急救。热力烧伤一般包括热水、热液、蒸气、火焰和热固体以及辐射所造成的烧伤，在日常生活中发生最多，

189

因而民间的急救措施也多种多样，最常见的是在创面上涂抹牙膏、酱油、香油等，这些物品都不利于热量散发，同时还可能加重创面污染。

有效的措施是立即去除致伤因素并给予降温。如热液烫伤，应立即脱去被浸渍的衣物，使热力不再继续作用并尽快用凉水冲洗或浸泡，使伤部冷却减轻疼痛和损伤程度。

去除致伤因素后，创面应用冷水冲洗，这样做的好处是能防止热力的继续损伤，可减少渗出和水肿，减轻疼痛。冷疗需在伤后半小时内进行，否则无效。具体方法是烧伤后创面立即浸入自来水或冷水中，水温 15～20 摄氏度，可用纱布垫或毛巾浸冷水后敷于局部 0.5～1 小时或更长时间，直到停止冷疗后创面不再感觉疼痛。冷水冲洗的水流与时间应结合季节、室温、烧伤面积、伤员体质而定，气温低烧伤面积大，年老体弱的则不能耐受较大范围的冷水冲洗。冲洗后的创面不要随意涂抹药物，即使基层医疗单位和家庭常用的外用药如龙胆紫、红汞等也不行，以免影响清创和对烧伤深度的诊断。创面可用无菌敷料覆盖，没有条件时可用清洁布单或被服覆盖，尽量避免与外界直接接触，尽快送医院诊治。

（2）吸入性损伤的现场急救。吸入性损伤是指热空气、蒸气、烟雾等有害气体、挥发性化学物质致伤因素和其中某些物质中的化学成分被人体吸入所造成的呼吸道和肺实质的损伤，以及毒性气体和物质吸入引起的全身性化学中毒。

吸入性损伤主要归纳为以下三个方面：一是热损伤，吸入的干热或湿热空气直接造成呼吸道黏膜、肺的实质性损伤。二是窒息，因缺氧或吸入窒息剂引起窒息，是火灾中常见的死亡原因。由于在燃烧过程中，尤其是密闭环境中大量的氧气被急剧消耗，高浓度的二氧化碳可使伤员窒息。另一方面含碳物质不完全燃烧时可产生一氧化碳，含氮物质不完全燃烧可产生氰化氢，两者均为强力窒息剂，吸入人体后可引起氧代谢障碍导致窒息。三是化学损伤，火灾烟雾中含有大量的粉尘颗粒和各种化学性物质，这些有害物质可通过局部刺激或吸收引起呼吸道黏膜的直接损伤和广泛的全身中毒反应。

此时应迅速使伤员脱离火灾现场，置于通风良好的地方，清除口鼻分泌物和炭粒，保持呼吸道通畅，有条件时给予导管吸氧。判断是否有窒息剂（如一氧化碳、氰化氢）中毒的可能性，及时送医疗中心进一步处理，途中要严密观察防止因窒息导致死亡。

（3）电烧伤的现场急救。电烧伤时首先要用木棒等绝缘物或戴橡胶手套切断电源，立即进行急救，维持病人的呼吸和血液循环，对出现呼吸和心跳停止者，立即进行口对口人工呼吸和胸外心脏按压，不要轻易放弃。

（4）烧伤伴合并伤的现场急救。火灾现场造成的损伤往往还伴有其他损伤，如煤气、油料爆炸可伴有爆震伤、房屋倒塌压伤等；车祸时可能伴有挤压伤，另外还可造成颅脑损伤、骨折、内脏损伤、大出血等。在急救中对危急病人的合并伤应迅速给予处理，如活动性出血应给予压迫或包扎止血，开放性损伤争取灭菌包扎或保护，合并颅脑、脊柱损伤者，应小心搬动，合并骨折者给予简单固定。

（5）现场急救后转送前的注意事项。经过现场急救后为使伤员能够得到及时、系统的治疗，应尽快转送医院，送医院的原则是尽早、尽快、就近。但是由于一些基层医院没有烧伤外科专业人员，因此，烧伤伤员经常遇到再次转院的问题。对轻、中度烧伤一般可以及时转送，但对重度伤员，因伤后早期易发生休克，故对此类伤员应首先及时建立静脉补液通道，给予有效的液体复苏，能有效预防休克的发生或及时纠正休克。减轻创面损伤程度可降低烧伤并发症的发生率，该工作若由火场消防医护人员或就近医疗单位负责，则能避免耽误时间。一般来讲成人烧伤面积大于 15％，儿童大于 10％，其中 Ⅱ 度以上烧伤面积占 1/2 以上者即有发生低血容量性休克的可能性，多需要静脉补液治疗。

## 113. 触电时现场如何急救？

触电可导致电流或电能（静电）通过人体，造成机体损伤或功能障碍，甚至死亡。大多数触电事故是由于人体直接接触电源所致，也有被数千伏以上的高压放电所致。

接触 1 000 伏以上的高压电时可导致呼吸停止，接触 220 伏以下的低压电易引起心肌纤颤及心脏停搏，220～1 000 伏的电压可致心脏和呼吸中枢同时麻痹。

触电后一般会有以下症状：

轻者表现为心慌，头晕，面苍白，恶心，神志清楚，呼吸、心跳规律，四肢无力。如脱离电源，只需安静休息，注意观察，不需特殊处理。重者呼吸急促，心跳加快，血压下降，昏迷，心室颤动，呼吸中枢麻痹以至呼吸停止。

触电局部可有深度烧伤，呈焦黄色，与周围正常组织分界清楚，有两处以上的创口，一个入口、一个或几个出口。重者创面深及皮下组织、肌腱、肌肉、神经，甚至深达骨骼，呈炭化状态。

触电急救措施：

（1）尽快切断电源。一是立即拉下总闸或关闭电源开关，拔掉插头，使触电者很快脱离电源。二是急救者可用绝缘物（干燥竹竿、扁担、木棍、塑料制品、橡胶制品、皮制品）挑开触电者身上的电源搭接物。

（2）如触电者仍在漏电的机器上时，赶快用干燥的绝缘棉衣、棉被等将触电者推、拉开。在高空高压线触电抢救中，注意防止高处坠落，不要使触电者再造成摔伤。

（3）未切断电源之前，急救者切忌用自己的手直接去拉触电者，这样自己也会立即触电受伤，因为人体是良导体，极易导电。急救者最好穿胶鞋，踏在木板上保护自身。

（4）确认心跳停止时，在应用人工呼吸和胸外心脏按压等急救措施后，才可使用强心剂。

心跳、呼吸停止可静脉注射肾上腺素、异丙肾上腺素。血压仍低时，可注射间羟胺（阿拉明）、多巴胺。呼吸不规则注射尼可刹米、洛贝林（山梗菜碱）。

（5）触电灼伤应合理包扎。

注意事项：

（1）救护人员应在确认触电者已与电源隔离，且救护人员本身所涉环境安全距离内无危险电源时，方能接触伤员进行抢救。

（2）在抢救过程中，不要为图方便而随意移动伤员，如确需移动，应使伤员平躺在担架上并在其背部垫以平硬的阔木板，不可让伤员身体蜷曲着进行搬运。移动过程中应继续抢救。

（3）任何药物都不能代替人工呼吸和胸外心脏按压，对触电者用药或注射针剂，应由有经验的医生诊断确定，慎重使用。

（4）抢救过程中，要每隔数分钟判定一次伤者是否恢复心跳和自主呼吸，每次判定时间均不得超过一秒。做人工呼吸要有耐心，不能轻易放弃。

（5）如需送医院抢救，在途中也不能中断急救措施。

（6）在医务人员未接替抢救前，现场救护人员不得放弃现场抢救，只有医生有权做出伤员死亡的诊断。

# 114. 淹溺时现场如何急救？

当出现淹溺情况时尽快将溺水者打捞到陆地上或船上，迅速解开溺水者衣扣，检查呼吸、心跳情况。若尚有呼吸、心跳，可先倒水，动作要敏捷，切勿因此延误其他抢救措施。检查溺水者的口鼻腔内是否有异物，如有，立即清除口鼻腔内污泥、杂草、呕吐物等，保持呼吸道通畅，注意保暖。若已无自主呼吸，应采取人工呼吸等抢救措施。

溺水者的急救方法：

（1）救护者一腿跪地，另一腿屈膝，将溺水者的腹部置于救护者屈膝的大腿上，使溺水者头部下垂，然后用手按压其背部使呼吸道及消化道内的水倒排出来。

（2）抱住溺水者两腿，溺水者的腹部放救护者的肩上并快步走动，也可帮助排水。

（3）如呼吸、心跳已停止，应立即进行心肺复苏术。口对口人工呼吸时吹气量要大，吹气频率为14～16次/分钟。要长时间坚持抢救，切不可轻易放弃。若有必要时做气管内插管，吸出水分并做正压人工呼吸。

（4）昏迷者可针刺人中、涌泉、内关、关元等穴，强刺激留针5～10分钟。

（5）呼吸、心跳恢复后，人工呼吸节律可与患者呼吸一致，给予辅助，待自主呼吸完全恢复后可停止人工呼吸，同时用干毛巾向心脏方向按摩四肢及躯干皮肤，以促进血液循环。淹溺救治的重点是尽快改善淹溺者低氧血症，恢复有效血循环及纠正酸中毒。

（6）有外伤时应对症处理，如包扎、止血、固定等。

（7）苏醒后继续治疗，防止出现溺水并发症。

（8）酌情补液及维持电解质及酸碱平衡。必要时有条件者进行血流动力学监护。

（9）放置胃管排出胃内容物，以防呕吐物误吸。应用抗菌药物，以防治吸入性肺炎及其他继发感染。

（10）警惕急性肺水肿、急性肾功能衰竭及脑水肿等并发症。

# 115. 中暑时如何急救？

中暑是高温影响下的体温调节功能紊乱，常因烈日暴晒或在高温环境下重体力劳动所致。

中暑原因：

正常人体温恒定在 37 摄氏度左右，是通过下丘脑体温调节中枢的作用，使产热与散热取得平衡。当周围环境温度超过皮肤温度时，散热主要靠出汗以及皮肤和肺泡表面的蒸发进行。人体的散热还可通过循环血流，将深部组织的热量带至皮肤组织，通过扩张的皮肤血管散热，因此，经过皮肤血管的血流越多，散热就越快。如果产热大于散热或散热受阻，体内有过量热蓄积，即产生高热中暑。

中暑的分类：

（1）先兆中暑。先兆中暑为中暑中最轻的一种，表现为在高温条件下劳动或停留一定时间后，出现头昏、头痛、大量出汗、口渴、乏力、注意力不集中等症状，此时的体温可正常或稍高。这类病人经积极处理后，病情很快会好转，一般不造成严重后果。处理方法也比较简单，通常是将病人立即带离高热环境，来到阴凉、通风条件良好的地方，解开衣服，口服清凉饮料及 0.3％的冰盐水或十滴水、人丹等防暑药，经短时间休息和处理后，症状即可消失。

（2）轻度中暑。轻度中暑往往因先兆中暑未得到及时救治发展而来，除有先兆中暑的症状外，还可同时出现体温升高（通常高于 38 摄氏度），面色潮红，皮肤灼热；较严重的可出现呼吸急促、皮肤湿冷、恶心、呕吐、脉搏细弱而快，血压下降等呼吸、循环早衰症状。处理时除按先兆中暑的方法外，应尽量饮水或静脉滴注 5％的葡萄糖盐水，也可用针刺人中、合谷、涌泉、曲池等穴位。如体温较高，可采用物理方法降温；对于出现呼吸、循环衰竭倾向的中暑病人，应送医院救治。

（3）重症中暑。重症中暑是中暑中最严重的一种，多见于年老、体弱者，往往以突然谵妄或昏迷起病，出汗停止可为其前驱症状。患者昏迷，体温常在 40 摄氏度以上，皮肤干燥、灼热，呼吸快，脉搏大于 140 次/分钟。这类病人治疗效果很大程度上取决于抢救是否及时。因此，一旦发生中暑，应尽快将病人体温降至正常或接近正常水平。降温的方法有物理和药理两种。物理降温简便安全，通常是在病人颈项、头顶、头枕部、腋下及腹股沟加置冰袋，或用凉水加少许酒精擦拭，一般持续半小时左右，同时可用电风扇向病人吹风以增加降温效果。药物降温效果比物理方式好，常用药为氯丙嗪，但应在医护人员的指导下使用。由于重症中暑病人病情发展很快，且可出现休克、呼吸衰竭等现象，时间长可危及病人生命，所以应争分夺秒地抢救，最好尽快送至条件好的医院施治。

中暑的急救措施：

（1）搬移。迅速将患者抬到通风、阴凉、干爽的地方，使其平卧并解开衣扣，松开或脱去衣服。如衣服被汗水湿透应更换衣服。

（2）降温。患者头部可捂上冷毛巾，可用50％酒精、白酒、冰水或冷水进行全身擦拭，然后吹风加速散热，有条件的也可用降温毯给予降温。要注意不要快速降低患者体温，当体温降至38摄氏度以下时，要停止一切冷敷等强降温措施。

（3）补水。患者仍有意识时，可给一些清凉饮料，在补充水分时，可加入少量盐或小苏打水。但千万不可急于补充大量水分，否则，会引起呕吐、腹痛、恶心等症状。

（4）促醒。病人若已失去知觉，可指掐人中、合谷等穴，使其苏醒。若呼吸停止，应立即实施人工呼吸。

197

（5）转送。对于重症中暑病人，必须立即送医院诊治。搬运病人时，应用担架运送，不可使病人步行。运送途中要注意，尽可能地用冰袋敷于病人额头、枕后、胸口、肘窝及大腿根部，积极进行物理降温，以保护大脑、心肺等重要脏器。

# 116. 冷冻伤时如何急救？

低温引起人体的损伤为冷冻伤，分为非冻结性冷伤和冻结性冷伤。

（1）非冻结性冷伤：

1）主因。非冻结性冷伤由10摄氏度以下至冰点以上的低温，加以潮湿条件所造成，如冻疮、战壕足、浸渍足。暴露在冰点以下低温的机体局部皮肤、血管发生收缩，血流缓慢，影响细胞代谢。当局部达到常温后，血管扩张、充血，有渗液。

2）主症。首先足、手和耳部红肿，伴痒感，有水泡，合并感染后糜烂或溃疡。

3）急救。局部表皮涂冻疮膏，每日温敷2～3次。有糜烂或溃疡者用抗生药。

（2）冻结性冷冻伤：

1）主因。冻结性冷冻伤大多发生于意外事故或战争时期，人体接触冰点以下的低温和野外遇暴风雪，掉入冰雪中或不慎被制冷剂，如液氮、干冰损伤所致。

2）主症局部冻伤分为四度，如图8—1所示。

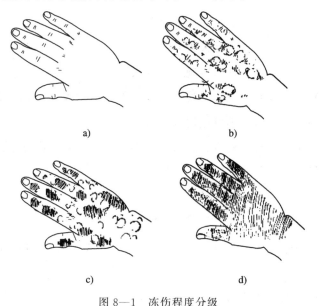

a)　　　　　　　　　　b)

c)　　　　　　　　　　d)

图 8—1　冻伤程度分级

a）Ⅰ度冻伤　b）Ⅱ度冻伤　c）Ⅲ度冻伤　d）Ⅳ度冻伤

Ⅰ度冻伤：伤及表皮层。局部红肿，有发热，有痒、刺痛感。数天后干痂脱落而愈，不留疤痕。

Ⅱ度冻伤：损伤达真皮层。局部红肿明显，有水泡形成，感觉疼痛，若无感染，局部结痂愈合，很少有疤痕。

Ⅲ度冻伤：伤及皮肤全层和深达皮下组织。创面由苍白变为黑褐色，周围有红肿、疼痛，有血性水泡。若无感染，坏死组织干燥成痂，愈合后留有疤痕，恢复慢。

Ⅳ度冻伤：伤及肌肉、骨等组织。局部似Ⅱ度冻伤。治愈后留有功能障碍或致残。

（3）急救复温是救治基本手段。首先脱离低温环境和冰冻物体。衣服、鞋袜等同肢体冻结者勿用火烘烤，应用温水（40摄氏度左右）融化后脱下或剪掉。然后用38～40摄氏度温水浸泡伤肢或浸浴全身，水温要稳定，使局部在20分钟、全身在半小时内复温，直至肢体红润，皮温达36摄氏度左右为宜。对呼吸心跳骤停者，施行胸外心脏按压术和人工呼吸。

## 117. 高空坠落时如何急救？

高空坠落伤是指人们日常工作或生活中，从高处坠落，受到高速坠地的冲击力，使人体组织和器官遭到一定程度破坏而引起的损伤，严重者当场死亡，多见于建筑施工和电梯安装等高空作业。高空坠落伤除有直接或间接受伤器官表现外，尚有昏迷、呼吸窘迫、面色苍白和表情淡漠等症状，可导致胸、腹腔内脏组织器官发生广泛的损伤。高空坠落时如果足或臀部先着地，外力沿脊柱传导到颅脑而致伤；如果由高处仰面跌下时，背或腰部受冲击，可引起腰椎前纵韧带撕裂，椎体裂开或椎弓根骨折，易引起脊髓损伤。脑干损伤时常有较重的意识障碍、光反射消失等症状，也可有严重合并症的出现。

高空坠落的急救方法：

去除伤员身上的用具和口袋中的硬物。在搬运和转送过程中，颈部和躯干不能前屈或扭转，而应使脊柱伸直。绝对禁止一个抬肩、一个抬腿的搬法，以免发生或加重截瘫。创伤局部妥善包扎，但对疑有颅底骨折和脑脊液漏患者切忌做填塞，以免导致颅内感染。颌面部伤员首先应保持呼吸道畅通，卸除假牙，清除移位的组织碎片、血凝块、口腔分泌物等，同时松解伤员的颈、胸部纽扣。若舌已后坠或口腔内异物无法清除时，可用12号粗针穿刺环甲膜，维持呼吸，尽可能早做气管切开。复合伤要求仰卧位，保持呼吸道畅通，解开衣领扣。

## 118. 发生坍塌事故时如何急救？

坍塌事故是建筑行业常见伤亡事故之一。随着高层和超高层建筑的大量增加，基础工程施工工艺越来越复杂，在土方开挖过程中的坍塌事故也随之不断增加。同时，由于建筑物的质量缺陷和地震等自然灾害，也会引起建筑物坍塌事故。

当土方或建筑物发生坍塌后，直接导致人员被砸、被埋、被压，往往造成重大人员伤亡和国家财产巨大损失。

应对坍塌事故的现场急救措施：

（1）当发现土方或建筑物有裂纹或发出异常声音时，应立即停止作业，并通知、组织人员快速撤离到安全地点。

（2）当土方或建筑物发生坍塌后，造成人员被埋、被压的情况时，立即拨打报警和急救电话。在确认不会再次发生同类事故的前提下，立即抢救受伤人员。

（3）当少部分土方坍塌时，抢救人员可用铁锹进行撮土挖掘，但注意不要伤及被埋人员；当建筑物整体倒塌造成特大事故时，应在统一指挥下开展抢险工作，采用吊车、挖掘机进行抢救，现场要有指挥并监护，防止机械伤及被埋或被压人员。

（4）被埋压人员抢挖出来后，救护人员应进行现场急救。对伤势严重的人员要立即进行吸氧和输液，采用正确的搬运方法抬到救护车上，转送医院给予救治。

注意事项：

（1）在进行现场救护前，应对现场进行评估，如若有发生再次坍塌危险时，应先进行支护或采取其他加固措施。

（2）建、构筑物如果在大火中燃烧了一定时间后，其结构强度将急剧下降。因此，在这种状况下进行人员营救，应听从指挥安排。经过专家评估并采取一定措施后才能进入建筑物中进行人员搜救。

（3）提高应急救护人员的安全意识和自我保护能力，不得冒险蛮干。

（4）备齐必要的应急救援物资，如车辆、吊车、担架、氧气袋、止血带、送风器材等。

## 119. 发生踩踏事故时如何急救？

（1）引发踩踏伤的因素。踩踏伤通常发生于空间有限、人群相对集中的公共场所，如足球场等体育场馆、灯会等娱乐活动场所、室内通道或楼梯、影院、酒吧、夜总会、宗教朝圣仪式、彩票销售点、超载的车辆、航行中的轮船等。这些场所本身都存在潜在危险因素，因为人流拥挤，一旦有人跌倒，就容易被其他人踩踏致伤。

踩踏事件易发地形包括拱形桥、楼梯拐角、光线不良的狭窄通道、复杂地形等。

踩踏伤大多源于意外事故或突发事件，不管是自然灾害还是事故灾难，往往造成大批的人员伤亡。在现场，人们一个叠一个地跌倒挤压受伤，跌倒的人无力站起来而加重损伤。有时人群像"叠罗汉"一样，有数层高，被压在最下面的人伤亡最严重。

（2）踩踏伤的特点。踩踏伤的伤情与受到踩踏的部位有关。实际上，踩踏伤造成的内伤比外伤多。很多伤员表面并无伤口，但是内伤很重，常有人出现昏迷、呼吸困难、窒息等严重情况。

胸部受到踩压，伤者发生窒息，空气不能由肺内排出，胸腔压力骤然升高，引起上半身毛细血管扩张破裂，造成头面部、颈部、肩部、上胸部皮肤点状出血，如同玫瑰疹子一样。胸部受踩踏后，可合并肋骨骨折、气胸、血胸、心脏或肺挫伤，导致呼吸突然停止死亡。

头面部受到踩踏，颈部皮肤出现大片紫红斑，肩部、上胸部有针尖大小皮下出血点和皮下瘀斑。可引起眼结膜出血，耳鼻出血、耳鸣或鼓膜穿孔引起耳聋，还可引起视力减退、失明。

（3）踩踏伤的预防与避险。组织大型集会时，组织者要做好应急准备，制定紧急应对措施，必要时限制人流，杜绝踩踏事件发生。中小学校因学生集中流动且年龄小，遇上突发因素就极易发生踩踏事件，所以应该有针对性地进行宣传教育，加强管理，杜绝踩踏事件的发生。

公共场所如果发生人群骚动，秩序混乱，应有人立即组织疏散引导，组成"人墙"，有序疏散，并维持秩序。

已被裹挟到拥挤的人群中时，切记与大多数人的前进方向保持一致，不要试图超过别人，更不要逆行，避免被绊倒。在人流中行走脚下要敏感些，千万不能被绊倒，遇到台阶或楼梯时，尽量抓住扶手，防止跌倒，避免自己成为踩踏事件的诱发因素。

发生火灾、地震等灾难时不能盲目地随人流奔跑逃生，以免被挤压踩踏致伤。在人群中遇到混乱局面，个人应尽量避开人群，向人流少或不同的方向疏散。此时，可用两肘撑开平放在胸前，形成一定的空间，以此保护胸部的肺、心脏不受挤压。

如果被推倒或被挤压在地，又无法站起来，一旦人群从身上踩踏而过，是最危险的。这时应设法靠近墙壁，身体蜷成球状，双手在颈后抱住后脑勺，双肘撑地，使胸部稍稍离开地面，即使肘部磨破出血，也不能改变姿势。如有可能，最好抓住一件牢靠的物体。面对混乱的场面，良好的心理素质是顺利逃生的重要因素，争取做到遇事不慌；否则，大家都争先恐后往外逃，可能加剧危险，甚至出现谁都逃不出去的严重后果。

发现前面有人跌倒，应马上停下脚步，同时大声呼救，尽快让后面的人知道前面发生了什么事情；否则，后面的人群继续向前拥挤，就非常容易发生拥挤踩踏事故。同时，要及时采取保护已倒下人的措施：由一人或几人迅速组成保护区或"人墙"，围住跌倒的人，使其立即站起来，以免被踩踏致伤。

当带着孩子遭遇拥挤的人群，最好抱起孩子，避免在混乱中受伤。在历次的踩踏事件中，儿童、妇女被伤害的比率均很高。

（4）踩踏伤的现场急救原则：

1）发生踩踏事件，应立即向"120"急救中心求救并向政府部门报告，以便展开有效的现场急救。

2）要保证现场环境安全，在维持好秩序的情况下开展急救。因为在踩踏现场，人压人、人挤人，要想救人存在极大的困难。出现大量人员伤亡时，应先救重伤员。

3）现场急救时，一般不应随便移动伤员，而是就地评估伤势进行现场急救。但是在踩踏事件现场，人群相互挤压在一起，不利于评估伤势和进行急救。因此，要首先解除挤压，即要把压在上面的伤员移开。这时，注意在移动伤员的过程中一定要防止伤员的伤势加重。搬运时，对于怀疑颈椎损伤的伤者，应注意保持头颈与躯体的中立位，不要使颈部扭曲和屈曲。

4）对于踩踏伤来说，最重要的是对窒息和呼吸停止的急救。其具体做法是：把伤员从危险中解救到相对安全的地方后，立即检查有无意识和反应，即大声叫喊并拍打伤者肩膀，同时观察有无呼吸。如果无意识反应，说明伤势严重。这时，首先要帮助伤者开放呼吸道，并且使空气流通，有条件的话，可给予及时的吸氧。如果既无意识反应又无呼吸，应立即进行现场心肺复苏。先进行胸外心脏按压，然后进行口对口人工呼吸，坚持做下去，直到交给医务人员为止。

5）对于存活的伤员，初步检查伤势，进行止血、包扎、固定。胸部外伤导致呼吸困难或反常呼吸的伤者，往往是多处多段肋骨骨折。此时，可用毛巾、三角巾等包扎胸部进行临时固定，尽快送医院处理。

# 120. 发生爆炸事故时如何急救？

爆炸伤指由于爆炸造成的人体损伤。广义上的爆炸分化学性爆炸和物理性爆炸两类。前者主要是由炸药类化学物引起，后者由如锅炉、氧气瓶、煤气罐、高压锅等压力容器内的超高压气体引起。另外，局部空气中有较高浓度的粉尘，在一定条件下也能引起爆炸。

爆炸是一种突发的恶性事件，爆炸造成的人员伤亡情况常惨不忍睹。

（1）常见的爆炸伤原因。工业生产易发生的爆炸事故有锅炉爆炸事故，烟花爆竹工厂的爆炸事故，煤矿的瓦斯爆炸事故，化工厂、燃油库等的爆炸事故。其他突发事件有自然灾害、事故灾难、社会安全事件、人为制造的爆炸事件。

（2）爆炸伤的危害。爆炸瞬间产生的巨大能量借空气迅速向周围传播，形成高压冲击波，不仅对爆炸作用范围内的人造成严重损伤，而且使地面和建筑物等受到巨大破坏，继而造成砸伤、压埋伤。

爆炸伤的特点是：程度严重，范围广泛且有方向性，兼有高温、钝器或锐器损伤的特点。离爆炸中心越近者，爆炸伤越重。位于爆炸中心和其附近的人，肢体离断并被抛掷很远，严重烧伤，常被烧焦；离爆炸中心稍远的人，主要是冲击波损伤，其特点是外轻内重，体表常仅见波浪状的挫伤和表皮剥脱，但体内多发性内脏破裂、出血和骨折等，重者可见挫裂伤和撕脱伤，甚至体腔破裂。冲击波还可将人体抛掷很远，落地时造成坠落伤。

（3）爆炸伤的表现。爆炸的性质不同，其造成的伤害形式也不一样，其中严重的多发伤占较大的比例。爆炸伤一般可以分为爆震伤、爆烧伤、爆碎伤、有毒有害气体中毒以及心理创伤等。

1）爆震伤。爆震伤又称为冲击伤，距爆炸中心 0.5～1.0 米范围内受伤，是爆炸伤害中最为严重的一种损伤。爆震伤的受伤原理：爆炸物在爆炸的瞬间产生高速高压的冲击波，作用于人体形成冲击伤。冲击波比正常大气压大若干倍，作用于人体会造成全身多个器官损伤，同时又因高速气流形成的动压，使人跌倒受伤，甚至肢体断离。

常见的爆震伤：①听觉器官冲击伤，发生率为 3.1%～55%，伤后感觉耳鸣、耳聋、耳痛、头痛、眩晕。②肺冲击伤，发生率为 8.2%～47%，伤后出现胸闷、胸痛、咯血、呼吸困难、窒息。③腹部冲击伤，伤后表现腹痛、恶心、呕吐、肝脾破裂大出血导致休克。④颅脑冲击伤，伤后神志不清或嗜睡、失眠、记忆力下降，伴有剧烈头痛、呕吐、呼吸不规则。

2）爆烧伤。爆烧伤实质上是烧伤和冲击伤的复合伤，发生在距爆炸中心 1～2 米范围内，由爆炸时产生的高温气体和火焰造成。严重程度取决于烧伤的程度。

3）爆碎伤。爆碎伤是指爆炸物爆炸后直接作用于人体或由于人体靠近爆炸中心，造成人体组织破裂、内脏破裂、肢体破裂、血肉横飞，失去完整形态。甚至还有一些是由于爆炸物穿透体腔，形成贯通伤，导致大出血、严重骨折。

4）有毒有害气体中毒。有毒有害气体中毒是指爆炸后的烟雾及有害气体会造成人体中毒。常见的有毒有害气体有一氧化碳、二氧化碳、氮氧化合物等。

5）心理创伤是指爆炸伤害通常导致伤亡人数众多，现场的惨状易对人群造成很大的心理创伤。

（4）爆炸伤的现场急救原则。爆炸伤多为突发事件，伤亡人数众多。事件发生后，需要迅速报警，并且拨打紧急救助电话，对伤员进行救治，同时维持现场的秩序。

医疗急救对短时间发生大量伤员的现场急救原则是：先救命、后治伤，先救重伤、后救轻伤，先救有救治希望的。有效地利用急救资源，尽快将重伤员送医院进行手术、输血等确定性的治疗。

将病人尽快转移到安全区。需要注意，如果伤者面色苍白、脉搏细弱，四肢发凉，烧伤面积30％以上，判断已处在休克状态时，不要用冷水冲洗。呼吸道烧伤易发生窒息，要高度警惕。注意清除呼吸道的异物，保持呼吸道通畅。一旦发生窒息或呼吸停止，立即进行心肺复苏，并尽快送往医院进一步治疗。不要给感觉口渴的伤员喝水，可用湿布或棉球湿润其口唇；烧伤创面上切忌涂抹紫药水、消毒药膏甚至酱油等，以免掩盖烧伤的程度，不利于治疗。搬运病人动作应轻柔，行进要平稳，并随时观察病人情况，对途中发生呼吸、心跳停止者，应就地抢救。

爆炸伤伤口的处理原则：尽量保存皮损、肢体，包括离断的肢体，为后期修复、愈合打下基础，最大限度地避免伤残和减轻伤残。颅脑外伤有耳、鼻流血者不要堵塞，胸部有伤口随呼吸出现血性泡沫时，应尽快封住伤口。腹部内脏流出时不要将其送回去，而要用湿的消毒无菌敷料覆盖后用碗等容器罩住保护，免受挤压，尽快送医院处理。

爆炸现场尤其要注意防护有毒有害气体。穿戴护目镜、头盔、口罩、手套、靴子、防护服等，做好眼睛、呼吸道和皮肤等的防护。有条件的救援队员应穿戴专业的防护装备，如带供氧装置的防护服。脱离现场后脱去被污染的服装及时进行洗消，包括冲洗眼睛、全身淋浴。对已发生气体中毒的人员，应快速转移到安全的地点进行急救。如果判断呼吸停止，立即进行心肺复苏。已经意识不清的伤者，要注意保持呼吸道通畅，可以采用仰头举颌法开放呼吸道，但如果是坠落伤或头背部受伤，则要注意保护颈椎，谨慎使用这个手法。

（5）常见爆炸事故现场的急救要点。在工业生产和人们的日常生活中，比较常见的爆炸事故主要有煤矿开采的瓦斯爆炸、烟花爆竹生产和燃放中导致的爆炸、生产和生活中的燃气爆炸。

1）瓦斯爆炸。瓦斯爆炸是指在煤矿开采过程中，由于瓦斯积聚直至导致爆炸而造成的灾害。瓦斯爆炸产生的高温高压，促使爆炸源附近的气体以极大的速度向外冲击，造成人员伤亡，破坏巷道和器材设施，扬起大量煤尘并使之参与爆炸，产生更大的破坏力。另外，爆炸后生成大量的有害气体，会造成人员中毒死亡。

瓦斯爆炸的现场急救：①当听到或看到瓦斯爆炸时，应背向爆炸地点迅速卧倒，如眼前有水，应俯卧或侧卧于水中，并用湿毛巾捂住口鼻。②距离爆炸中心较近的作业人员，在采取上述自救措施后，应设法迅速撤离现场，防止二次爆炸的发生。所有生存人员在事故发生后，应镇定地统一撤离危险区。③瓦斯爆炸后，应立即切断通往事故地点的一切电源，马上恢复通风，设法扑灭各种明火和残留火，以防再次引起爆炸。④因瓦斯爆炸产生的有毒有害气体而一氧化碳中毒者，应被及时转移到通风良好的安全地区。快速判断突然失去意识的人员是否还有呼吸，发现呼吸停止立即在安全处进行心肺复苏，不要延误抢救时机。

2）烟花爆竹爆炸。鞭炮或烟花燃放时操作不慎会引起炸伤。烟花爆竹炸伤的症状表现为：损伤部位依次为手、面部（眼、脸、鼻、唇）、前胸、前臂。其中眼外伤最常见，导致眼球损伤，视力受到严重影响或失明。另外，爆炸导致面部烧伤、毁容、手外伤，造成手的功能降低或丧失的情况也较常见。

烟花爆竹炸伤的急救方法：①迅速扑灭伤者身上的火并将伤者救出现场，对手、眼、面部损伤做初步处理后送往医院。②一旦被烟花爆竹炸伤，应马上用大量自来水冲洗伤处15分钟左右来降温和清洁（眼伤除外），并迅速送往医院，切勿涂抹牙膏、酱油等，防止引发感染。③眼睛被炸伤的处理：不要用水冲洗、尽量保存残留的组织，用清洁敷料遮盖双眼止血包扎，迅速送专科医院处理。

3）燃气爆炸。生活燃气发生意外泄漏事件，积蓄到一定浓度可导致燃气爆燃，造成一氧化硫中毒、严重烧伤，甚至致人伤亡。

燃气爆炸现场的救助措施：①发现异味，开门窗通风，关燃气阀门，防护口鼻。②不要开关电器，切勿开灯、开排风扇、开抽油烟机，不要在气源附近打电话或使用手机，以免产生电火花引燃、引爆可燃气体，而应在远离气体的地方打报警电话。③不要用明火。④将伤员救出危险环境再实施急救措施。如发现伤员呼吸停止时，应在防护条件下立即做人工呼吸。⑤维持伤员生命体征，将其安全快速运往医院。

# 121. 机械伤害如何急救？

机械制造企业最为常见的事故是机械伤害，发生人员伤害后，一定要沉着冷静，不要慌乱。

（1）发生事故后的应急处置与救治。伤害事故发生后，要立即停止现场活动，将伤员放置于平坦的地方，现场有救护经验的人员应立即对伤员的伤势进行检查，然后有针对性地进行紧急救护。

在进行上述现场处理后，应根据伤员的伤情和现场条件迅速转送伤员。转送伤员非常重要，搬运不当，可能使伤情加重，严重时还能造成神经、血管损伤，甚至瘫痪，以后将难以治疗，并给受伤者带来终身的痛苦，所以转送伤员时要十分注意。

转送伤员时注意事项：如果受伤人伤势不重，可采用背、抱、扶的方法将伤员运走。如果受伤人伤势较重，有大腿或脊柱骨折、大出血或休克等情况时，就不能用以上方法转送伤员，一定要把伤员小心地放在担架或木板上抬送。把伤员放置在担架上转送时动作要平稳，上、下坡或楼梯时，担架要保持平衡，不能一头高、一头低。伤员应脚在前、头在后，这样便于观察伤员情况。在事故现场没有担架时，可以用椅子、长凳、衣服、竹子、绳子、被单、门板等制成简易担架使用。对于脊柱骨折的伤员，一定要用硬木板做的担架抬送。将伤员放在担架上以后，要让其平卧，腰部垫一些衣服，然后用东西把伤员固定在木板上，以免在转送的过程中滚动或跌落；否则，极易造成脊柱移位或扭转，刺激血管和神经，使其下肢瘫痪。

现场应急总指挥要立即联系救护中心，要求紧急救护并向上级汇报，保护事故现场。

（2）现场创伤止血的应急救护。如果伤员一次出血量达全身血量的 1/3 以上时，就有生命危险。因此，及时止血是非常重要的。可用现场物品，如毛巾、纱布、工作服等立即采取止血措施。如果创伤部位有异物且不在重要器官附近，可以拔出异物，处理好伤口。如无把握就不要随便将异物拔掉，应由医生来检查、处理，以免伤及内脏及较大血管，造成大出血。

（3）现场骨折的应急救护。对骨折处理的基本原则是尽量不让骨折肢体活动。因此，要利用一切可利用的条件，及时、正确地对骨折做好临时固定，其目的是：避免骨折断端在搬运时损伤周围的血管、神经、肌肉或内脏；减轻疼痛，防止休克；便于运送到医院去彻底治疗。临时固定的材料有夹板和敷料，夹板以木板最好，紧急情况下也可用木棍、竹篾等代替；敷料为棉花、纱布或毛巾，用作夹板的衬垫。缠夹板可用绷带、三角巾或绳子。

若上肢骨折，应将上肢挪到胸前，固定在躯干上；若下肢骨折，最好将两下肢固定在一起，或将断肢捆绑、固定在担架、门板上；重点强调，脊骨骨折时，不需要作任何固定，但搬运方法十分重要，搬运时最好用担架、门板等，让伤员仰躺。无担架、木板需众人用手搬运时，抢救者必须有一人双手托住伤者腰部，切不可单独一人用拉、拽的方法抢救伤员。如果操作不当，即使是单纯的骨折，也可导致继发性脊髓损伤，造成瘫痪；对已有脊髓损伤的伤员，会增加损伤程度，尤其是高位的脊柱骨折，如搬运不当，甚至可能立即致命。

在抢救伤员时，不论哪种情况，都应减少途中颠簸，也不得随意翻动伤员。

（4）对灼烫伤的应急救护。对灼烫的现场急救最基本的要求是迅速脱离热源。衣服着火时应立即脱去，用水浇灭或就地躺下、滚压灭火。冬天身穿棉衣时，有时明火熄灭、暗火仍燃，衣服如有冒烟现象应立即脱下或剪去，以免继续烧伤；身上起火时不可惊慌奔跑，以免风助火旺；也不要站立呼叫，免得造成呼吸道烧伤。对烫伤部位用自来水冲洗或浸泡，在可以耐受的前提下，水温越低越好，一方面，可以迅速降温，减少烫伤面积，减少热力向组织深层传导，减轻烫伤深度；另一方面，可以清洁创面，减轻疼痛。不要给烫伤创面涂有颜色的药物如红汞、紫药水，以免影响对烫伤深度的观察和判断，也不要将牙膏等油性物质涂于烧伤创面，以减少创面感染的机会，减少就医时处理的难度。如果出现水泡，要注意保留，不要将泡皮撕去，避免感染。

（5）人员高处坠落的应急救护。有人从高处坠落时，首先应仔细观察伤员的神志是否清醒，并察看伤员着地部位及伤势情况，做到心中有数。倘若伤员昏迷，但心跳、呼吸存在，应立即将伤员的头偏向一侧，防止舌根后坠，影响呼吸，并立即将伤员口中可能脱落的牙齿和积血清除，以免误入气管引起窒息；对于无心跳、呼吸的伤员，可立即进行人工呼吸和胸外心脏按压，待伤员心跳、呼吸好转后，将伤员平卧在平板上，并及时送往医院抢救。若发现伤员耳朵、鼻子出血，可能有脑颅损伤，千万不可用手帕、棉花或纱布去堵塞，以免造成颅内压力增高和细菌感染；若躯体外伤出血，应立即用清洁布块压迫伤口止血，压迫无效时，可用布带或橡皮带等一切可用之物在出血肢体近心端捆扎（力度为不出血即可）；若伤员造成骨折，可按前述骨折应急救护处理；如果腹部有开放性伤口，应用清洁布或手巾等覆盖伤口，不可将脱出物还纳，防止感染。

（6）人员眼睛受伤后应急救护。轻度眼伤如眼进异物，切记不可用手揉搓，以防伤到角膜、眼球，可叫现场同伴翻开眼皮用干净手绢、纱布将异物拨出。重度眼伤，千万不要试图拔出插入眼中的异物。若见到眼球鼓出或从眼球中脱出东西，不可把它推回眼内，应让伤者仰躺，救护者设法支撑其头部，并尽可能使其保持静止不动，同时可用消毒纱布或刚洗过的新毛巾轻轻盖上伤眼，尽快送往医院。如眼中溅入化学物质，要立即用水反复冲洗。

## 122. 起重伤害如何急救？

在机械制造和机械加工企业，离不开起重机械，起重机械承担着加工材料、半成品、成品以及机械设备的吊运，如果没有起重机械，也就没有现代化的机械制造业。

由于挂吊人员未严格遵守起重作业安全规程，违章作业冒险作业；安全装置不完善，行车机械、电气故障频繁；行车司机操作技能欠佳，责任心不强，注意力不集中；指挥信号不标准，上下配合不协调；工作前未对行车及吊具进行安全检查；料场库存量严重超量，堆码不齐，堆码超高和包装不牢固；误操作事故；起重机等之间的相互碰撞事故；安全装置失效事故以及野蛮操作等，易发生起重事故。

（1）起重伤害主要形式：

1）吊重、吊具等重物从空中坠落所造成的人身伤亡和设备毁坏事故。

2）作业人员被挤压在两个物体之间所造成的挤伤、压伤、击伤等人身伤害事故。

3）从事起重机检修、维护的作业人员不慎从机体摔下或被正在运转的起重机机体撞击摔落至地面的坠落事故。

4）从事起重机械操作人员或检修、维护人员因触电而造成的电击伤亡事故。

5）起重机机体因失去整体稳定性而发生倾翻事故，造成起重机机体严重损坏以及人员伤亡的机毁事故。

（2）起重伤害发生后的应急处置：

1）发现有人受伤后，必须立即停止起重作业，向周围人员呼救，同时通知现场急救中心，及时拨打"120"急救电话。报警时，应注意说明受伤者的受伤部位和受伤情况，发生事件的区域或场所，以便让救护人员事先做好急救的准备。

2）组织进行应急抢救的同时，应立即上报项目安全生产应急领导小组，启动应急预案和现场处置方案，最大限度地减少人员伤害和财产损失。

3）现场医护人员进行现场包扎、止血等措施，防止受伤人员流血过多造成死亡事故。创伤出血者迅速包扎止血，送往医院救治。

发生断手、断指等严重情况时，对伤者伤口要进行包扎、止血、止痛、进行半握拳状的功能固定。对断手、断指应用消毒或清洁敷料包扎，忌将断肢浸入酒精等消毒液中，以防细胞变质。将包好的断手、断指放在无泄漏的塑料袋内，扎紧袋口，在袋周围放置冰块，或用冰棍代替，速随伤者送医院抢救。

受伤人员出现肢体骨折时，应尽量保持受伤的体位，由现场急救人员对伤肢进行固定，并在其指导下采用正确的方式进行抬运，防止因救助方法不当导致伤情进一步加重。

受伤人员出现呼吸、心跳停止症状后，必须立即进行胸外心脏按压或人工呼吸。

# 123. 车祸现场的急救措施有哪些？

车祸发生时，除了确保伤者安全外，还要及时拨打"120"电话报告交通部门，以防引发其他车祸。车祸时无论伤者受伤程度如何，均需送医院就诊。

（1）向旁人请求支援。无法自行处理时，一定要向旁人求救，及时联络救护车。另外无论多大的车祸都需要报警。确保伤者安全，原则上尽量不要移动伤者。但若出事地点太危险，则找人帮忙，小心地将伤者搬移至安全场所。

（2）进行自检、自救与互救。一般来说，头部、胸部受伤或多处受伤者，出血多者及昏迷者，均列为重伤。对垂危病人及心跳停止者，需立即进行胸外心脏按压及口对口人工呼吸。对意识丧失者用手帕、手指清除伤员口鼻中泥土、杂物、呕吐物及分泌物，紧急时可用口吸出，以挽救病人生命。随后将伤员放置在侧卧位或俯卧位，以防窒息。对出血多者立即进行加压止血包扎，紧急时可用干净手帕、衬衣等将伤口紧紧压住、包扎。动脉出血不止时，如在四肢，可在伤口上方10厘米处扎止血带。如发现开放性气胸，对吮吸性伤口应进行严密封闭包扎。伴有呼吸困难的张力性气胸，有条件时可在第二肋骨与锁骨中线的交叉点行穿刺排气或放置引流管。对呼吸困难、缺氧并伴有胸廓损伤，胸壁浮动（呼吸反常运动者）应立即用衣物、棉垫等充填，并适当加压包扎，以限制其浮动。对骨折、脱臼者要就地取材，用木棍、木板、竹片、布条等固定肢体。

（3）车祸时可能引起各种程度不一的伤害。最重要的是要沉着应对。首先要检查的是意识及呼吸、脉搏的有无。千万不要扭曲伤者身体，因为车祸时常伤及颈部骨头及神经，扭曲伤者身体是致命的动作。除了检查意识、呼吸、脉搏外，还要检查有没有大出血。血液自伤口大量喷出的动脉性出血或大量流出的静脉性出血，都可能造成生命危险。此时需尽快进行止血。要用干净的手帕压住伤口，利用直接压迫法来防止大出血。大出血时很容易引起休克，所以必须施行休克救护。若意识清醒、未有大出血的轻伤，只要在救护车抵达前依伤势来进行救护即可。

（4）车祸时，无论伤势多么轻微，一定要接受医师诊治。若未接受医师仔细的诊治，可能引起令人意想不到的后遗症。

# 124. 地铁事故时如何急救？

地铁相撞事故造成的意外伤害有以下几种：自身碰撞或惯性作用导致头颈部、胸腹部和四肢损伤；内脏相互碰撞挤压后损伤；钝器或锐器刺伤。

事故发生后需要采取以下自我保护措施：

（1）首先要远离门窗，趴下、低头、下巴紧贴胸前，以防颈部受伤，或者抓住或紧靠牢固物体。

（2）车停稳后，要先观察周围环境，然后自救。如果路轨通着电流，要等工作人员宣告已经截断电源才能下车。

对于地铁事故造成的伤害，要采取相应的应急救护措施：

（1）外伤流血如何包扎止血：

1）救助他人时，首先判断伤者有没有意识。如果发现意识丧失和反应不良，应一手压住伤者额头，另一手提起伤者下颏开放气道。

2）判断有无呼吸和脉搏。如伤者胸廓起伏有力说明呼吸正常，反之则根据需要进行人工呼吸；如伤者颈动脉搏动有力，说明血容量充足，必须让其侧卧。

3）从头到脚检查有没有外在损伤，尤其是胸腹部创伤，然后迅速给予止血、包扎、固定和搬运。出血是创伤后导致死亡的最主要因素，第一时间止血就有可能挽救人的生命。最直接的方法是，压迫伤口出血点，再找合适材料进行加压包扎。

4）眼耳口鼻出血，可能是颅脑损伤的征兆，这时不要填塞五官，擦干净保持通畅即可；四肢大动脉出血者，可在大腿中上部、上臂1/3处，做一个临时止血带制止出血。

5）包扎可就地取材，毛巾、头巾、衣服都行。包扎前，要先看伤口有无异物，一般性损伤可直接包扎；如果有异物，不应拔出，而是把它和身体固定在一起。对一般性伤员，搬运时采用背、抬、抱的方式都可以。对伤情较重的，找块毛毯、床单，将伤者放在中间，多人步调一致地搬运。

注意：请不要随意移动伤者，要先观察受伤情况并由具备急救知识的人员施救。

（2）发生骨折如何急救：

1）现场人员在专业救援人员未到场之前，如果伤势较轻，可以自行活动者，应立即离开事故现场，并向相关应急部门求援；如自身不能活动的话，则呼救并原地等待救援。如果伤员出现颈部疼痛、肢体活动或者感觉障碍、意识不清等症状，可能意味着脊椎受损，移动此类伤员时如果采用的方法不当，很可能会导致高位截瘫。

2）当脊椎发生骨折时，患者极易出现身体某些部位的瘫痪，如胸腰段骨折时常引起腰部以下部位感觉或者活动障碍，颈椎骨折时除了截瘫部位升高外，还会引起呼吸肌麻痹，甚至威胁生命。

所以，在搬运脊柱骨折的患者时，应4人以上配合将其放在硬质担架上，保持患者身体平直。而患者发生四肢骨折时，可就地取材用夹板或代用品作简单的固定后再迅速将患者送往医院。

3）没有经验的人员，最好呼叫专业急救人员进行救治。

（3）救援重伤昏迷者。遇到重伤昏迷的伤者，需进行心肺复苏急救，具体步骤如下：

1）确定环境安全，急救员跪在患者旁边。

2）救护人手的中指了置于近侧的患者一侧肋弓下缘。中指沿肋弓向上滑到双侧肋弓的汇合点，中指定位于此处，食指紧贴中指。

3）救护人员用手掌根部贴于食指，并平放使手掌根部的横轴与胸骨的长轴重合。将定位的手放于另一手掌背上，两掌根重叠，十指相扣，手心翘起，手指离开胸壁。

4）救护人的上半身前倾，双肩位于双手的正上方，两臂伸直（肘关节伸直），垂直向下用力，借助自身上半身的体重和肩部肌肉的力量进行操作。胸骨下压深度 4～5 厘米。放松后手掌不要离开胸壁。按压速度 100 次/分钟。

## 125. 火车事故时如何急救？

突发事故，先要自救。虽然事故的发生只是意外，但如果在紧急事件突发时，掌握急救和逃生技巧，也许能挽救更多生命。

一般火车事故以出轨、相撞居多。在硬座车厢内，头上的行李架和行李往往是"高危品"。而且，硬座车厢容纳的人更多，更易发生混乱。硬卧车厢中，上铺相对危险。火车事故造成的意外伤害有以下几种：自身碰撞或惯性作用导致头颈部、胸腹部和四肢损伤；内脏相互碰撞挤压后的损伤；钝器或锐器刺伤；下坠后，如遇河流，可能导致淹溺；可能发生火灾。

火车发生事故前，通常没有什么迹象，不过乘客会察觉紧急刹车。这时，首先要远离门窗，趴下，低头，下巴紧贴胸前，以防颈部受伤，或者抓住或紧靠牢固物体。若座位远离门窗，就留在原位，保持不动；若接近门窗，应尽快离开，寻找最近的牢固物体。车停稳

217

后，要先观察周围环境，然后自救。动车或高铁的车窗采用双层钢化玻璃，就算翻车也不易破裂。假如车厢两端的出口堵塞了，可以用安全锤、高跟鞋或皮带扣等尖锐物品，敲击玻璃的四个角或四条边的中间部位，出现裂缝后用脚踹开。如果路轨通着电流，要等工作人员宣告已经截断电源才能下车。

# 126. 空难时如何急救？

空难指由于不可抗拒的原因或人为因素造成的飞机失事，并由此带来灾难性的人员伤亡和财产损失。

全世界每年死于空难的约 1 000 人。乘飞机也许是最便捷的交通方式，然而一旦发生飞机失事，幸存者却寥寥无几。飞机起飞的 6 分钟和着陆的 7 分钟内，最容易发生意外事故，国际上称为"可怕的 13 分钟"。据航空医学家统计，在我国有 65% 的事故发生在这 13 分钟内。所以针对这"13 分钟"的所采取的急救措施就尤为重要。

空中常见的紧急情况有密封增压舱突然失压、飞机失火或机械故障等。一般机长和乘务长会简明地向乘客宣布紧急迫降的决定，并指导乘客应采取应急处理。水上迫降时，空中小姐会讲解救生衣的用法，但在紧急脱离前，乘客仍应系好安全带。若飞机高度在 3 660～4 000 米，旅客头顶上的氧气面罩会自动下垂，此时应立即吸氧。如果机舱内失火，可用二氧化碳灭火器和粉末灭火器灭火（驾驶舱禁用）；非电器和非油类失火，应用水灭火器。乘客要听从指挥，尽量蹲下，处于低水平位，屏住呼吸，或用湿毛巾堵住口鼻，防止吸入一氧化碳等有毒气体中毒。

但是升降时飞机失事常常发生得十分突然，来不及向旅客发出警告，乘客应懂得飞机失事的各种预兆：机身颠簸；飞机急剧下降；舱内出现烟雾；舱外出现黑烟；发动机关闭，一直伴随着的飞机轰鸣声消失；在高空飞行时一声巨响，舱内尘土飞扬，这是机身破裂舱内突然减压的结果。

防止和应急的措施：

（1）选择一条中转最少的航空线，减少"黑色13分钟"的次数。

（2）登机后认准自己的座位与最近的应急出口的距离和路线。

（3）"应急出口"必须会打开。

（4）若头顶部有重而硬的行李必须挪至脚旁。

（5）坠机时保持最稳定的安全体位：弯腰，双手握在膝盖下，把头放在膝盖上，两脚前伸紧贴地板。

（6）舱内出现烟雾时，一定要使头部处于可能的最低位置，因为烟雾总是向上的，屏住呼吸用饮料浇湿毛巾或手绢，捂住口鼻后再呼吸，弯腰或爬行至出口。

（7）当机舱"破裂减压"时，要立即带上氧气面罩，并且必须带严，否则呼吸道肺泡内的氧气会被"吸出"体外。为了增加舱内的压力和氧浓度，飞机会立即下降至3 000米高空以下，这时必须系紧安全带。

（8）若飞机在海洋上空失事，要立即换上救生衣。

（9）飞机下坠时，要对自己大声呼喊："不要昏迷，要清醒！要兴奋！"并竭力睁大眼睛，用这种"拼命呼喊式"的自我心理刺激避免"震昏"。

（10）当飞机撞地轰响的一瞬间，要飞速解开安全带系扣，猛然冲向机舱尾部，朝着外界光亮的裂口，在油箱爆炸之前逃出飞机残骸。因为飞机坠地通常是机头朝下，油箱爆炸在十几秒钟后发出，大火蔓延也需几十秒钟时间，而且总是由机头向机尾蔓延。

空难中可增加乘客逃生机会的注意事项：

（1）安全带，不能不系。为了减少飞机坠毁时给自己的冲击力，最好的办法是系上安全带，按照飞机安全提示，保持俯身双手抓住脚踝等安全姿势。

（2）要着装简便，记住座位与安全门之间的排数。首先，高跟鞋等在空难中不仅可能妨碍逃生，而且会制造额外的危险。其次，选定一个安全门，记住自己所在位置与安全门之间的座位排数，以避免在机舱充满烟雾时迷路。

（3）飞机坠地后，必须迅速离开飞机。在飞机坠毁后，如果伴有起火冒烟，乘客一般只有不到两分钟的逃离时间。如果飞机坠毁在海面，乘客应该尽快游离飞机残骸，越远越好，因为飞机残骸可能爆炸或沉入水底。

# 第九部分　野外作业突发情况的急救

## 127. 毒蛇咬伤如何急救？

中国蛇类有 160 余种，其中毒蛇约有 50 余种，剧毒、危害大的有 10 种，如眼镜王蛇、金环蛇、眼镜蛇、五步蛇、银环蛇、蝰蛇、蝮蛇、竹叶青蛇、烙铁头蛇、海蛇等，咬伤后能致人死亡。毒蛇夏秋季在南方森林、山区、草地中出现，当人在野外作业时易被咬伤。蛇毒主要含蛋白质、多肽类及多种酶。依成分作用不同可分为神经毒、血液循环毒和混合毒。含神经毒素的毒蛇有金环蛇、银环蛇及海蛇；含血液循环毒素的毒蛇有蝰蛇、五步蛇及竹叶青蛇；含混合毒素的毒蛇有眼镜蛇及蝮蛇等。

毒蛇的头部多呈三角形，颈部较细，尾部短粗，色斑较艳。毒蛇最重要的标志是牙裂前端那两颗又粗又长的毒牙。被蛇咬后观察伤口，可发现被咬的地方留下两排牙痕，如果其顶端有两个特别粗而深的牙印儿，就说明是被毒蛇咬的。如果只有两排细小的牙印，就可能不是毒蛇，但还应密切观察是否出现中毒症状。如果被蛇咬的牙印看不清楚，就应按被毒蛇咬伤急救。

毒蛇咬伤判断方法：

（1）神经毒素中毒。伤部症状较轻，仅感麻木，无肿胀渗液。伤后1～3小时后，全身症状出现，并发展迅速，有头昏、头痛、嗜睡、萎靡、视力模糊、眼睑下垂、声音嘶哑、言语困难、流涎、吞咽障碍、恶心、呕吐、牙齿紧闭、共济失调、瞳孔散大、光反射消失、大小便失禁、发热、寒战等症状。重症者出现肢体瘫痪、惊厥、昏迷、休克、呼吸麻痹。

（2）血液循环毒素。中毒伤部位疼痛剧烈、肿胀明显、并迅速向肢体近心端蔓延，伴有出血、水疱、局部坏死，引起淋巴管炎、淋巴结炎、鼻衄、呕吐、咯血、便血、血尿、贫血等症状，可有溶血性黄疸，病重时出现急性肾功能衰竭、休克等。

（3）混合毒素中毒兼有上述两者特征，但不同毒蛇各有侧重。如眼镜蛇以神经毒为主，血液循环毒次之；蝮蛇以血液毒为主，神经毒次之。

毒蛇咬伤急救方法：

（1）保持安静，卧床休息，限制患肢活动。

（2）被毒蛇咬伤以后，立即用止血带或其他替代物（撕下衣服或其他带子），在下肢或上肢伤口的近心端5厘米处用力勒紧，阻止静脉血和淋巴液回流，防止毒液继续在体内扩散。也可用火柴烧灼伤口，破坏蛇毒毒素，然后捆扎止血带。

如果手指被咬伤，就用带子扎紧手指根部；前臂被咬伤，扎在胳膊肘上方；小腿被咬伤，扎在膝盖上方。要特别注意，每隔15～20分钟左右放松1～2分钟，以防肢体缺血坏死。当伤口得到彻底排毒处理和服用有效蛇药3～4小时后，方可解除结扎。

（3）头面或躯体部位被毒蛇咬伤时，不可能用带子勒。这时加强排毒更显重要，应立即用各种可行的方法吸出毒血，如用拔火罐、吸奶器等负压吸引伤口，吸除毒液，紧急时用嘴对伤口吸吮，急救者一边吸，一边立即吐出，并用清水或 1：5 000 高锰酸钾溶液漱口（口腔黏膜有破损或有龋齿的人不能用嘴吸），以免中毒。

（4）尽快用井水、泉水、茶水、自来水、生理盐水、1：5 000 高锰酸钾液、3％双氧水、1：5 000 呋喃西林或 5％乙二胺四乙酸二钠钙溶液反复冲洗蛇咬的伤口，把留在伤口浅处的毒液冲掉。然后用干净刀片或三棱针在牙痕上做"十"字形切开，深度约 1 厘米，肿胀部也可用粗针刺入或做"十"字形切口若干以排毒液，接着用拔火罐等负压吸引，还可由近心端向远心端挤压排毒。

（5）在进行上述处理的同时，应用最快的方法尽快抬送病人到医院救治。运送过程中，尽量不让病人活动，以减少毒液吸收扩散。

（6）咬伤超过 24 小时，肿胀严重时，可用钝针在肿胀下端每隔 2～3 厘米处刺一针孔，使患肢下垂，自上而下按压，使毒汁从针眼流出，每日 2～3 次，连续 2～3 天。

（7）解毒药的应用：

1）南通蛇药（季德胜蛇药），轻者每次服 5 片，3 次/日。重者每次服 10 片，4～6 小时服 1 次。将上述药片用温水溶化后涂于伤口周围半寸处。

2）上海蛇药，每次服 10 片，以后每 4 小时服 5 片。

3）新鲜半边莲（蛇疗草）30～60 克，水煎服，或捣烂涂伤口周围。

（8）抢救过程中忌用的药物：

1）中枢抑制药，如吗啡、苯海拉明、巴比妥类、氯丙嗪。

2）肾上腺素。

3）横纹肌松弛药，如箭毒、司可林。

4）抗凝血药，如肝素、枸橼酸钠、双香豆素等。

# 128. 狂犬咬伤如何急救？

狂犬病毒主要侵犯人的神经。一旦侵犯了神经，短期内即可死亡。

不过，根据经验来看，从咬伤到出现症状，时间却可长可短。短时只有2～4天；长时可迟至3～5年发作。

狂犬咬伤的症状：

（1）疲乏无力。

（2）不想吃饭。

（3）头痛、恶心。

（4）晚间不能入睡。

（5）嗓子发紧，怕声响，怕强光。

（6）无缘无故有恐惧感。

（7）伤口发痛发麻，或者感到有蚂蚁在爬行的特殊感觉。

以上症状持续一二天后，病情转重，这时病人会出现烦躁、出汗、流口水。嗓子发紧加重，连咽东西和呼吸都十分费力。口渴想喝水，但一见到水，嗓子发紧更加厉害，根本咽不下去；即使咽了，会不断咳呛，还能引发抽风。到后来不光看不得水，即使听到水的声音（如倒水时的声响）都会难以忍受，引发抽风。所以，专家们又称此病为恐水症。

病人神志可能清醒，表情却很痛苦，有些病人狂躁不安、胡言乱语；但一二天后，渐转安静，全身瘫痪，瞳孔散大，心力衰竭，呼吸紊乱、微弱。

狂犬咬伤急救方法：

急救时分两步，一是伤口处理，二是注射预防针。

（1）伤口处理。被咬伤口可能流血，只要流血不多，不用立即止血，这样可以冲出伤口内的狂犬病毒。

伤口处理越早越好。经验告诉我们，伤后2小时之内，趁狂犬病病毒尚未深入处理后的效果最佳。

处理伤口的方法：

先用肥皂水、清水洗净双手。用浓肥皂水（20％）和干净的软刷（没有刷子，用新的牙刷或干净纱布或软布块都可以）刷洗伤口。洗刷要适当用力、彻底，尤其在伤口内部一定刷到，使病毒和狗的口水能够被洗刷掉。不妨多刷几次，反复用清水冲洗。洗刷完毕，用碘酒涂抹伤口2～3次。伤口处理完毕后不必包扎伤处。

（2）简单处理后，立即送病人到医院。医生做进一步伤口处理后，还可以向伤口四周注射抗狂犬病免疫血清。有时，病人还应注射破伤风预防针、抗生素等消炎药。

## 129. 蜈蚣咬伤如何急救？

蜈蚣又称百脚、天龙，多生活于腐木、石隙或荒芜阴湿的地方，昼伏夜出，南方较多。它分泌的毒汁含有组织胺和溶血蛋白。当人被咬伤时，其毒汁通过爪尖端注入人体而中毒。

蜈蚣咬伤判断方法：

蜈蚣咬伤多发生在炎热天气，被咬部位红肿、疼痛，出现水疱、坏死及发生淋巴结、淋巴管炎，同时发热、恶心、呕吐、头痛、头晕、昏迷及休克等。

蜈蚣咬伤急救方法：

（1）蜈蚣毒液是酸性的，可以用碱性液体来中和。可用稀碱水、肥皂水清洗或浸泡伤口，有条件时可用3％的氨水或用5％～10％的碳酸氢钠溶液冲洗。

（2）特别疼痛者用水、冰敷局部，在伤口周围注射吗啡或杜冷丁，也可涂六神丸，或用中药芋头、鲜桑叶、鲜扁豆适量捣烂外敷。

（3）严重者进行镇静、抗休克治疗，或立即送医院。

## 130. 蜂蜇伤如何急救？

蜂的种类有蜜蜂、黄蜂、大黄蜂、土蜂等。其腹部后端有毒腺与蜇刺相连，当刺入人体时，将毒液中的甲酸（蚁酸）、神经毒素和组织胺等注入人体内，并将毒刺遗弃在伤处，能引起溶血、出血、过敏反应。

蜂蜇伤的症状：

有被蜂蜇病史，伤口有剧痛、灼热感，有红肿、水疱形成，1～2天自行消失。如被蜂群蜇伤多处后，有发热、头晕、恶心、烦躁不安、痉挛及昏厥现象。过敏者，可出现荨麻疹、口唇及眼睑水肿，腹痛、腹泻、呕吐，甚者喉水肿、气喘、呼吸困难、血压下降、昏迷，严重时可因呼吸、循环衰竭而死亡。

蜂蜇伤的急救方法：

（1）蜜蜂毒液是酸性的，用镊子将毒刺拔出，用肥皂水、3％的氨水、3％的碳酸氢钠溶液、盐水或糖水清洗伤口。

（2）黄蜂蜇后其毒液是碱性的，用食醋敷或用鲜马齿苋汁涂于伤口。

（3）用南通蛇药（季德胜蛇药）以温水溶后涂伤口周围。

（4）用紫花地丁、七叶一枝花、鲜蒲公英、半边莲捣烂外敷，效果也较好。

（5）过敏者口服扑尔敏 4 毫克，或非那根 25 毫克，3 次/日。重者可肌内注射肾上腺素 0.5～1 毫克、麻黄碱 30 毫克或地塞米松 5～10 毫克。

227

# 131. 蚂蟥咬伤如何急救？

蚂蟥头部有一吸盘，当遇到人体的皮肤黏膜便钻进去吸血，同时分泌一种抗凝物质，阻碍血液凝固。它吸血时，很难自动放弃。

在鞋面上涂些肥皂、防蚊油，可以防止蚂蟥往上爬。涂一次的有效时间为 4～8 小时。此外，将大蒜汁涂抹于鞋袜和裤脚，也能起到驱避蚂蟥的作用。

注意：

（1）发现蚂蟥叮咬，不要强行拉，以防拉断而吸盘仍留于创口，加重伤情。

（2）采用以下办法使蚂蟥自动脱离伤口。

1）食醋、酒精或饱和盐水，用棉球浸湿放在蚂蟥的头部。

2）用手拍打或针刺，或用烟油刺激其头部，使其自动脱开皮肤。

3）如喉、鼻腔、消化道被咬时，可用 1％～2％的丁卡因溶液，或 2%～4%的多卡因溶液涂于蚂蟥头部使其麻醉，然后用镊子轻轻取下。

4）有出血可用 2%的麻黄素溶液浸湿棉球压迫止血。

5）伤口用盐水冲洗，用无菌纱布包扎。肌肉注射破伤风抗毒素。

6）如果病情不严重，在当地急救处理，如创伤严重即速送医院治疗。

## 132. 野外作业需要的主要应急用品有哪些？

应急用品种类繁多，下列用品仅是其中的主要部分：

（1）照明与点火。例如，火柴，以防水火柴为好，但要解决体积大带来的不便；如携带普通火柴，可用熔化的蜡烛油包住火柴头，以确保安全；为节约空间，可将火柴后半截去掉。还有蜡烛，要削成条形以便摆放；牛羊脂做成的蜡烛可以在应急时食用，但要注意炎热天气不易储存的问题。火石，即使在潮湿环境下仍可以发挥作用；微型电筒，可用于照明，要安装功率大、寿命长的锂电池。放大镜，可以用于聚光生火、拔刺穿针等。

（2）生活用品。针线，用于缝补和挑刺；要准备不同型号的针，至少有一根是大号的，选择坚韧耐磨的线并绕在针上。指南针，用于辨别方向，要求刻度清晰、体积小，以液态填空型为好，没有漏隙和气泡，指针能自由转动。刀具，如折叠刀、月牙型弯式砍刀等。背包，选择结实舒适、承重力强、不易磨损的背包，装物时遵循急用在上、重上轻下、不要过高的原则。

（3）急救药具。急救药具包括诊断用的体温计、血压计；预防用品，包括漂白粉、高锰酸钾、酒精、碘酒、蚊香等；治疗用品，如胶布、绷带、多用镊、止血带；药物，如解热、镇痛、镇静药，抗菌、抗敏药，降糖、解痉药，中枢兴奋药，清凉、解暑药，健脾消食药，抗风湿药，外用药，抗疟疾药等；救生箱（袋），有急救药具要集中于此箱，系在腰带上；并把凝固态燃料、食品、救生包、信号盒放入铝制饭盒内。